Tamara Lebedewa

Herzkrankheiten vorbeugen und heilen

Neue Erkenntnisse zur Ursache von
Herz-Kreislauf-Erkrankungen

Die Verfasser verordnen keine Behandlung und raten zu keiner Behandlung ohne medizinische Beratung. Sollten die im Buch enthaltenen Informationen für eine Behandlung genutzt werden, ohne einen Arzt oder Heilpraktiker einzuschalten, so geschieht das im Rahmen einer Selbstbehandlung – zu der jedermann das Recht hat. Verlag und Autorin übernehmen jedoch keine Verantwortung.

Tamara Lebedewa (Тамара Яковлевна Свищева)
Herzkrankheiten vorbeugen und heilen
Neue Erkenntnisse zur Ursache von Herz-Kreislauf-Erkrankungen

Aus dem Russischen von Elvira Driediger
Lektorat: Dr. Antje Kronenberg
3. Auflage 2024

© Driediger, 2014
Druck: FINIDR s.r.o., Český Těšín
Umschlaggestaltung: Julia Senik, unter Verwendung eines Reihenentwurfs von Guter Punkt GmbH & Co. KG, München
Bildnachweis: Michaela Steininger (Symbole Inhalt)
Fotolia: Nurofina (U2, U3), JiSign (U1)

ISBN: 978-3-932130-34-2

Tamara Lebedewa

Herzkrankheiten vorbeugen und heilen

Neue Erkenntnisse zur Ursache von
Herz-Kreislauf-Erkrankungen

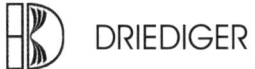 DRIEDIGER

Inhalt

Arteriosklerose, Thrombosen, Bluthochdruck, Brustenge, Ischämische Herzkrankheit, Schlaganfall, Herzinfarkt – die Liste der Herz- und Gefäßerkrankungen ist lang. Eine Erlösung von diesen Leiden scheint auf den ersten Blick nicht in Sicht. Ausnahmen bestätigen allerdings immer wieder die Regel: Es gibt Menschen, deren Genesung von als chronisch geltenden Krankheiten uns verblüfft und beeindruckt. Sie haben sich meist nicht mit den schlechten Prognosen der Mediziner zufrieden gegeben. Vielmehr haben sie eigene Wege gesucht und aktiv am Prozess ihrer Gesundung mitgewirkt.

Einen dieser Wege stellt Tamara Lebedewa in ihren Büchern vor. Ihr Heilungsprogramm beruht auf der Reinigung aller Organe, des Blutkreislaufs, der Lymphe. Ihre Methoden sind ebenso außergewöhnlich wie wirkungsvoll. Sie sind nicht nur der erste Schritt, um Zivilisationskrankheiten zu überwinden, vielmehr kann mit ihnen effektiv solchen Krankheiten vorgebeugt werden.

Auch wenn die praktischen Empfehlungen der Russin Tamara Lebedewa aus einem anderen Kulturkreis stammen und Menschen mit westlichem Lebensstil daher an einigen Stellen etwas fremdartig anmuten mögen, hat das vorliegende Buch dennoch einen unschätzbaren Wert für die Gesundheit.

Einführung

In der Wissenschaft gibt es zwei Wege zur Lösung fundamentaler Probleme. Einer davon ist der Weg großer Durchbrüche, bedeutender Entdeckungen, die die Möglichkeit einer radikalen Problemlösung eröffnen. Der andere ist der Weg der allmählichen Ansammlung von Fakten, deren Gegenüberstellung, Analyse und schrittweise Eroberung der Festungen der Naturgeheimnisse. In der Herz-Kreislauf-Medizin gab es Hoffnung auf den Ersteren, doch das Leben hat gezeigt, dass diese Hoffnungen nicht erfüllt wurden.

Anfang des 20. Jahrhunderts, als sich die Medizin als eigenständiger Wissenschaftsbereich aus der Biologie abtrennte, vergaß sie wohl, dass der Mensch nicht nur in einer ihn umgebenden Umwelt lebt, sondern dass auch eine reichhaltige Mikrowelt in ihm existiert. Der bekannte Parasitologe Dogel behauptete: „Wie jedes Biotop auf dem Festland oder im Meer dient auch jedes Gewebe und jedes Organ als Wohnort für Parasiten."

Meine ursprüngliche Motivation zur Erforschung der sogenannten unheilbaren Krankheiten begann mit der Krebskrankheit. Aus einer persönlichen familiären Betroffenheit – fast alle meine Vorfahren starben an Krebs – begann ich Ende der 80er-Jahre, die Ursachen der Krebsentstehung zu erforschen. Dass ich dabei auch auf die Ursache von Herzerkrankungen gestoßen bin, ist die logische Folge dieser Forschungsarbeit, denn diese werden, wie sich später herausstellte, von demselben Parasiten verursacht.

Entdeckungen können auf verschiedene Art gemacht werden. In diesem Falle war da zuerst ein verschwommener Gedanke über die Trichomonade – denn sie ist der am meisten verbreitete Einzeller und die von ihr verursachte Erkrankung verläuft oft unbemerkt für die Patienten. Wie auch allen anderen war mir nur die Vaginaltrichomonade bekannt, deshalb fragte ich mich: Was hat diese mit einer Krankheit der Blutgefäße oder des Herzens zu tun? Die Antwort fand ich in den führenden Bibliotheken von Moskau, Sankt Petersburg und Nowosibirsk. Aber es war ein langer Weg dorthin.

1989 verließ ich mein Zuhause und begann, vor dem Hintergrund politischer Umwälzungen in Russland, ohne ein festes Einkommen, ohne ein Dach über dem Kopf, meine Trichomonaden-Forschung. Ich arbeitete 10 bis 14 Stunden am Tag, ohne Sonn- und Feiertage, und tat alles, um die Richtigkeit meiner Vermutung zu belegen. Ich studierte die wichtigsten Werke auf dem Gebiet der Parasitologie, Onkologie und Kardiologie, traf mich mit Wissenschaftlern vieler Hochschulen in Moskau und Sankt Petersburg, fand Sponsoren, organisierte Experimente in wissenschaftlichen Laboratorien, entwickelte Forschungs-methoden. Dann analysierte ich die Ergebnisse und schrieb Laborberichte, Zeitungsartikel und hielt Vorträge vor Fachleuten. Meine Experimente – zunächst auf dem Gebiet der Krebserkrankungen – haben eindeutig bewiesen, dass Tumorzellen der einzellige Parasit Trichomonade sind. So hatte der bekannte Onkologe Professor Michail Newjadomskij doppelt recht, als er sagte, dass die Krebszelle nicht eine transformierte menschliche Zelle, sondern ein Parasit sei, dessen genaue Differenzierung viel Zeit erfordern werde. Tatsächlich wurde der Krebserreger erst 30 Jahre nach Schließung der Newjadomskij-Schule entdeckt, und schon seit über zehn Jahren versuche ich, die Welt davon zu überzeugen, dass dies die Trichomonade ist.

In Russland sterben jedes Jahr eine Million Menschen an Herzkrankheiten und bei acht von tausend Neugeborenen wird ein Herzfehler diagnostiziert. In anderen Ländern, zum Beispiel den USA, sieht es genauso aus. Freilich ist dort der Behandlungskomfort höher. Es gibt über 300 Zentren zur Herztransplantation und es werden jährlich Hunderttausende Operationen an Herz und Blutgefäßen durchgeführt. Unsere Chirurgen haben wohl schlechtere Arbeitsbedingungen, stehen ihnen aber im Können in nichts nach. Jede Operation kostet unseren Staat Unmengen an Geld. Für den Patienten ist ein Herzinfarkt immer eine ernste Warnung, denn ein Rückfall könnte seinen Tod bedeuten.

Nach Meinung der Ärzte ist der Mensch selbst schuld an der Entstehung von Herz-Kreislauf-Erkrankungen, weil er einen bestimmten Lebenswandel mit starken emotionalen und physischen Belastungen führt. Da aber kein Krankheitserreger als Verursacher vermutet wird, kämpfen die Ärzte nicht gegen einen solchen, sondern gegen den menschlichen Körper. Aber haben sie recht? Nein! Diese Behauptung habe ich zum ersten Mal in der Presse aufgestellt, in einem Artikel des landesweit bekannten Journalisten Michail Dmitruk über meine Forschungsarbeit. Diesen Artikel biete ich Ihnen hier in ganzer Länge.

Blutrünstige Trichomonade

Von Michail Dmitruk

Herz-Kreislauf-Erkrankungen sind heute die am meisten verbreiteten Krankheiten auf der Erde. Bisher war der biologische Erreger dieser Krankheiten nicht bekannt, deshalb konnte er unbehelligt jährlich einige zig Millionen Menschen töten. Doch vor Kurzem wurde dieser übelste Feind von einer russischen Forscherin in flagranti ertappt.

Während sie das Krebsproblem erforschte, entdeckte Tamara Lebedewa die seltsame Ähnlichkeit zwischen onkologischen und kardiologischen Krankheiten. Beide haben eine lange symptomfreie Periode. Die Betroffenen bemerken die drohende Krankheit nicht, während sich Geschwülste und Thromben im Körper bilden. Die jeweilige Krankheit wird erst offensichtlich, wenn sie zu weit fortgeschritten ist: In der Regel erscheint dann eine Erschöpfung des Organismus, Blutarmut, Schwächung der Abwehrkräfte – als Ergebnis bleibt jede Krankheit an einem hängen.

Zu diesem Zeitpunkt hatte Tamara Lebedewa schon in Laborversuchen nachgewiesen, dass Geschwülste aus Trichomonaden bestehen. Kann es sein, dass auch Thromben aus den Körpern dieser Parasiten gebildet werden? Die Vermutung bestätigte sich. Denn menschliches Gewebe hat eine rosarote, sogenannte fleischfarbige Tönung, die aus Trichomonaden gebildeten Geschwülste und Thromben aber sind weißlich. Eine Bestätigung konnte in der wissenschaftlichen Literatur und im Leben gefunden werden. Krebs geht oft mit Herz- und Kreislaufkrankheiten einher, die vielen onkokardiologischen Patienten nach dem Tschernobyl-Unfall sind dafür ein trauriges, aber überzeugendes Beispiel. Das erstaunt nicht, wenn man bedenkt, dass diese Krankheiten einen gemeinsamen Erreger haben. Bei anderen Infektionskrankheiten ist das nicht der Fall, zum Beispiel schließt die Pest eine Erkrankung an Typhus oder Cholera aus. Der Mensch kann nur von einer dieser Krankheiten befallen werden, denn sie haben verschiedene Erreger, die sich gegenseitig bekämpfen.

Noch mehr überzeugte Lebedewa die Ähnlichkeit der sogenannten Heilungsmethoden onkologischer und kardiologischer Krankheiten. Indem sie ein kurzfristiges Verschwinden der Symptome erreichen, verstärken die Mediziner ihre Ursache: Unter der Todesgefahr werden Trichomonaden aggressiv, beginnen sich im Organismus auszubreiten und stürmisch zu vermehren.

Als Ergebnis tauchen die Krankheiten erneut auf, nun in einer schwereren Form. Beispielsweise erscheint anstelle der entfernten Geschwulst eine neue, bösartigere oder es entstehen Metastasen in anderen Organen. Etwas Ähnliches geschieht nach der Operation in den Arterien: Anstelle der alten Thromben wachsen neue.

Die Chemotherapie erzeugt ebenfalls unerwünschte Effekte: Wenn zu Beginn auch eine Verringerung von Tumoren und Thromben erfolgt, so werden sie anschließend noch größer und zahlreicher als je zuvor.

Seinerzeit wurde die Medizin in Einzelbereiche unterteilt und damit auch der Mensch „zersplittert": in ein Herz-Kreislauf-System sowie in andere, einzelne Organe. Jeder Facharzt befasst sich mit einem dieser Organe, und so wird das Ganze oft aus den Augen verloren. Doch die Trichomonade richtet sich nicht danach. Für sie ist der menschliche Körper ein einziger Planet. Dort, wo sie annehmbare Bedingungen vorfindet, lebt sie, vermehrt sich und bildet Kolonien. Wenn eine Neubildung in den Organen und Geweben entsteht, nennen die Onkologen sie Tumor, entsteht sie an den Wänden der Blutgefäße, nennen sie die Kardiologen Thrombus.

All das erlaubte Lebedewa, ihre Theorie zu erstellen. Ihr Kern besteht darin, dass onkologische und kardiologische Krankheiten einen gemeinsamen Erreger haben – die Trichomonade. Im ersten Fall werden sie anhand der Geschwülste diagnostiziert, im zweiten anhand von Thromben.

Zur Bestätigung dieser Theorie mussten Trichomonaden in den Blutgefäßen gefunden und der Beweis erbracht werden, dass diese Parasiten Thromben bilden. Bildhaft gesprochen sind Trichomonaden Panzer, die in Bergschluchten auf schmalen Wegen stecken bleiben und die Fahrzeuge mit humanitärer Hilfe – die Blutzellen – am Passieren hindern.

Es gibt nichts Neues unter der Sonne

Es hat sich herausgestellt, dass Wissenschaftler schon seit Langem ähnliche Ideen hatten. In der Mitte des 20. Jahrhunderts gab es eine „Blütezeit" der Parasitologie, es wurde viel an einzelligen Parasiten geforscht, darunter auch an der Trichomonade. Schon damals entdeckten die Akademiker Jewgenij Pawlowskij und E. Visir die Trichomonade im Blut und untersuchten ihr Verhalten in den Blutbahnen. Auch andere Wissenschaftler befassten sich mit der Trichomonade, mit großem Erfolg. Doch sie sind den Weg nicht bis zum Schluss gegangen. Es gelang ihnen, den Mechanismus der zerstörerischen Wirkung der Trichomonade auf die Blut- und Gewebezellen des Menschen aufzuklären. Sie interessierten sich hauptsächlich für die begeißelte Form der Trichomonade. Die Wissenschaftler waren nicht auf die Idee gekommen, dass gerade aus den zystenähnlichen/zystoiden, sprossenden Formen Tumoren in den Organen sowie Thromben und Plaques in den Blutgefäßen entstehen.

„Warum ist bisher noch niemand auf diesen einfachen Gedanken gekommen?", fragte ich Tamara Jakovlevna[*].

„Es entwickelte sich alles so, dass diese Entdeckung enorm erschwert wurde", antwortete die Forscherin. Die medizinische Wissenschaft wurde in viele Bereiche unterteilt. Jeder dieser Bereiche befasst sich seitdem nicht mit dem gesamten Menschen, sondern mit einem seiner Fragmente. So hat man die Zivilisationskrankheiten – bei ihrer offensichtlichen Ähnlichkeit untereinander – wie durch eine Mauer getrennt: Die einen wurden onkologische, die anderen kardiologische Krankheiten genannt. Beide Erscheinungen derselben Krankheit hat man in verschiedenen Forschungseinrichtungen untersucht, die nicht miteinander kommunizieren. Doch während sie einzelne Krankheitssymptome untersuchen, können die Fachleute beim besten Willen nicht deren gemeinsame Ursache erkennen. Deshalb merken sie nicht, dass diese Krankheiten wesentlich mehr Ähnlichkeit denn Unterschiede aufweisen. Seit Langem ist bekannt, dass Tumorzellen im Blut zirkulieren. Schon 1867 entdeckte Elivort als Erster Tumorzellen im peripheren Blut eines Krebspatienten. Doch es hat 100 Jahre gedauert, bis diese Tatsache von der onkologischen Fachwelt anerkannt wurde. Diese Zellen sind es, die einen Tumor verlassen, in die Blutgefäße gelangen und im gesamten Körper verteilt werden. An Orten, wo der Körper

---

[*] Der vollständige Name hat in der russischen Sprache drei Bestandteile: Vorname, Vatersname und Nachname: Tamara Jakovlevna Lebedewa.

geschwächt ist, bilden sie neue Kolonien – Metastasen und Thromben. Tamara Lebedewa behauptet lediglich, dass Tumorzellen, Zellen, aus denen Thromben bestehen, und Trichomonaden ein und dasselbe sind. Deshalb sollte man nicht gegen die Folgen der Erkrankung kämpfen: die Geschwulst, den Infarkt oder Thrombus, sondern gegen ihre Ursachen. Das wiederum würde bedeuten, den Erreger dieser Krankheiten im frühen Stadium soweit wie möglich aus dem Körper zu entfernen.

✧ ✧ ✧

Herz-Kreislauf-Erkrankungen – die offizielle Version der Kardiologen

Bevor ich nun meine Forschungsergebnisse vorstelle und meine Theorie zur Entstehung von Herz-Kreislauf-Erkrankungen entwickle, sollen zum Verständnis des Hintergrunds zunächst einige Grundlagen erklärt werden. Was versteht man eigentlich unter Herz-Kreislauf-Erkrankungen?

Die Krankheiten des Herzens und des Blutkreislaufs belegen den ersten Platz in der Liste der Todesursachen auf der ganzen Welt. Doch erstaunlicherweise hat niemand Angst vor diesen Krankheiten und Ärzte beschäftigen sich nicht mit ihrer Vorbeugung. Dabei ist das Herz ein Organ, das plötzlich seinen Dienst versagen kann, falls eine Person dieses ihr wichtigstes Organ nicht geschont hat. Als Ergebnis sterben in Russland jährlich eine halbe Million Menschen an plötzlichem Herzstillstand! Dennoch kommen Fachleute, wenn sie die Todesursache dieser Menschen analysieren, zu dem Ergebnis: Der Tod war nur für die Nichteingeweihten „plötzlich". In Wirklichkeit waren viele solcher Patienten schon lange und ernsthaft krank, nahmen aber ihre Leiden und Symptome nicht ernst, denn diese entwickelten sich langsam und unspektakulär.

In der Tat wachsen arteriosklerotische Veränderungen der Herzarterien unauffällig, aber stetig. Dabei beginnt das Blut schlechter zu zirkulieren, der Blutdruck steigt, es kommt zu einem

Sauerstoffmangel, worunter nicht nur das Herz, sondern auch das Hirn leidet, die Extremitäten – Arme und Beine – werden taub. Nachdem die Gefäße an Elastizität eingebüßt haben, verlangen sie vom Herzen, das ohnehin schon an Sauerstoffmangel leidet, immer größere Anstrengungen. Als Ergebnis erkrankt es, was nicht selten zu einem tödlichen Ausgang führt.

Arteriosklerose

Zunächst die offizielle Vorstellung der Arteriosklerose: Die Arteriosklerose (griechisch: athera – Brei und sklerosis – Verhärtung) ist gekennzeichnet durch eine Verhärtung der Arterienwand aufgrund vermehrten Wachstums des Bindegewebes. In den Arterien entstehen Cholesterinablagerungen und Plaques, die eine Verengung der Gefäße und damit eine Verschlechterung der Blutzufuhr zu den Organen verursachen. Erbliche Veranlagung, übermäßiger Verzehr tierischer Fette, Bewegungsmangel, psychisch-emotionale Überlastung und Rauchen spielen hierbei eine Rolle. Bei Arteriosklerose der Herzkranzarterien kann es zur Stenokardie, zum Herzinfarkt und zur Kardiosklerose kommen; bei Arteriosklerose der Hirngefäße zu Störungen des Blutkreislaufs im Gehirn einschließlich Schlaganfall und zu psychischen Störungen.

Die Arteriosklerose galt lange als Krankheit, die hauptsächlich Menschen im fortgeschrittenen Alter befällt. Doch die Situation hat sich gravierend verschlechtert. Viele 30-Jährige zeigen heute Symptome dieser Krankheit. Dabei spielen sowohl physische als auch psychische Faktoren eine Rolle: Der ständige berufliche Stress kann zu dauerhaften Verspannungen führen und so Krankheiten verursachen.

Gemäß der Fachliteratur und den in der Medizin allgemein gültigen Vorstellungen ist Arteriosklerose eine chronische Krankheit der Arterien, die allmählich zur Verengung der Gefäße und dadurch zur Störung ihrer Funktion führt. Das bedeutet, dass der arterielle Blutzufluss, der ein intensiv arbeitendes Organ mit Sauerstoff und Nährstoffen versorgt, ungenügend wird. Dadurch werden die funktionellen Möglichkeiten dieses Organs eingeschränkt, oft in erheblichem Maße.

In den von der Arteriosklerose betroffenen Bereichen der Arterienwand findet man neben Zellen und Fasern von Narbengewebe immer Cholesterinansammlungen. Das gab Anlass, Cholesterin für den Verursacher der Entwicklung von Arteriosklerose zu halten. Mit Erweiterung und Vertiefung der Kenntnisse über die Natur der Arteriosklerose wurde festgestellt, dass dies nicht ganz stimmen kann. Cholesterin wird in großen Mengen vom Körper erzeugt und findet sich in solchen Organen wie Gehirn und Nebenniere; es gehört zu den Bestandteilen der Zellhülle der meisten Zellen tierischer Organismen; große Mengen davon sind im Fettgewebe enthalten.

Im menschlichen Körper wird Cholesterin verschiedenen Umwandlungen unterworfen. Dabei können – abhängig von den Besonderheiten des Stoffwechsels – solche Cholesterinverbindungen (hauptsächlich mit Eiweißstoffen) entstehen, in deren Zusammensetzung es leichter in die Gefäßwand gelangen kann. Die Konzentration des Cholesterins im Blutserum wird auch erhöht. Deshalb gilt ein erhöhter Cholesterinspiegel bei Patienten mit Arteriosklerose als unerwünschter Faktor – er beschleunigt die Entwicklung der Krankheit. Es heißt auch, dass die führende Rolle in der Entwicklung der Arteriosklerose die Zellveränderungen in den Gefäßwänden der Arterien spielen beziehungsweise die Abweichungen in den biochemischen Prozessen, die in ihnen geschehen.

Die Besonderheit der Arteriosklerose besteht darin, dass der Krankheitsverlauf dabei zwei Tendenzen aufweist. Eine davon ist die Verstärkung der Veränderung in der Gefäßwand und die Vermehrung der Cholesterinablagerungen. Die andere ist der Austritt des Cholesterins aus der Gefäßwand, die Aufnahme der Ablagerungen durch das Blut und Ausheilung der geschädigten Bereiche in der Gefäßwand beziehungsweise in frühen Stadien die völlige Wiederherstellung ihrer Struktur.

Bluthochdruck

Die Hypertonie oder auch Bluthochdruck ist eine chronische Erkrankung, die zunächst durch periodische, später andauernde Steigerung des arteriellen Blutdrucks charakterisiert wird. Sie ist eine heimtückische Krankheit, da sie sich anfangs symptomfrei, aber unablässig weiterentwickelt und zunächst von der betroffenen Person unbemerkt bleibt. Viele der vom Bluthochdruck Betroffenen wissen nichts von ihrer Krankheit, denn sie missachten ihre Zeichen und Symptome: Schwindelgefühl, regelmäßig wiederkehrende Kopfschmerzen, Ohrgeräusche, Herzklopfen, Müdigkeit und Schlaflosigkeit, Abschwächung der Gedächtnisleistung.

Die erste Methode zur Feststellung des Bluthochdrucks ist die Blutdruckmessung. Als normal gilt ein Blutdruck von 120/80. Es ist außerdem notwendig, die Differenz zwischen dem oberen und unteren Messwert zu beobachten: Sie sollte nicht mehr als 40 Einheiten betragen. Im Alter von über 60 Jahren kann der Blutdruck bis auf 140/95 und höher steigen. Um ihn regelmäßig zu Hause messen zu können, ist die Anschaffung eines Blutdruckgeräts ratsam. Je höher der Blutdruck, umso größer das Risiko für Herzinfarkt oder Schlaganfall. Je niedriger, desto mehr neigt man zu Müdigkeit und Schlappheit. Übrigens kann es auch bei zu niedrigem Blutdruck zu Kopfgeräuschen und Schlaflosigkeit kommen. Besonders schwer ertragen eine Erhöhung des Blutdrucks Personen, die in jungen Jahren einen eher niedrigen Blutdruck hatten.

Die Schulmedizin ist der Meinung, dass die Hauptursache der Hypertonie eine Erkrankung der Nieren ist. Außerdem zählt sie Herzkrankheiten, Krankheiten der Nebenniere, der Wirbelsäule, der Schilddrüse zu den weiteren Ursachen. Zu den Faktoren, die den Bluthochdruck begünstigen, gehören Vererbung, Übergewicht, körperliche Überanstrengung, nervlicher Stress, zu salzreiche Ernährung (zum Beispiel kann nach dem Verzehr von Salzheringen der obere Blutdruckwert um 20 und mehr Einheiten steigen, der Puls steigt ebenfalls, beispielsweise von 60 auf 75 und mehr Schläge pro Minute), Körperschwäche, die Entwicklung in der Pubertät, Klimakterium, Infektionen. Eine negative Wirkung hat auch Nikotin – es kann zu Gefäßkrämpfen in den Beinen führen. Große Mengen Alkohol stören den Stoffwechsel, die Tätigkeit des Nerven- und Gefäßsystems, beeinträchtigen die Tätigkeit des Herzmuskels, der Leber, der Nieren, Nebennieren und anderer Organe.

Mit anderen Worten, wenn ein Mensch beispielsweise großen Ärger hat oder übermüdet ist, steigt die Spannung der Gefäßwände in seinen Arterien und somit auch der arterielle Blutdruck. Emotionale Explosionen werden nicht nur bei denen, die wütend sind, durch Steigerung des Blutdrucks begleitet, sondern auch bei der Person, gegen die sich diese Wut richtet. Die Folge solcher Konfliktsituationen ist nicht selten ein Herzinfarkt oder Schlaganfall. Unterdessen werden während der aktiven Arbeit der Muskeln Stoffe vom Körper gebildet und in das Blut ausgeschüttet, die eine Senkung der Spannung in den Gefäßen begünstigen. Von aktiven Muskeln gelangen Impulse ins Blut, die einen sehr günstigen Einfluss auf die Funktion von Hirn, Herz, Lunge und anderer

Organe haben. Mäßige, aber kontinuierlich ausgeführte Bewegung trainiert das Nerven- und das Gefäßsystem. Die Gefäßspannung wird vom Nervensystem sowie von Stoffen im Blut wie Katecholamine, Aldosteron und anderen reguliert. Bei gesunden Menschen kehrt die Gefäßspannung nach Beseitigung der Ursache der Blutdrucksteigerung schnell zur Norm zurück. Doch bei ernsthaften Schäden der Funktion des Nervensystems entwickelt sich der Hochdruck weiter.

Zu niedriger Blutdruck – Hypotonie

Im Gegensatz zu Bluthochdruck wird dem niedrigen Blutdruck weniger Aufmerksamkeit geschenkt, und es sind weniger Berichte in der wissenschaftlichen und populärwissenschaftlichen Literatur zu finden. Auch Ärzte, davon konnte ich mich selbst überzeugen, reagieren kaum auf einen Hypotoniepatienten. Deshalb möchte ich dieser Krankheit hier einige Aufmerksamkeit widmen.

Hypotonie beschreibt einen reduzierten Druck der Flüssigkeit (Blut, Lymphe) in den Gefäßen (hypoton – mit verminderter Kraft). Als arterielle Hypotonie wird die Senkung der Blutdruckwerte bis unterhalb einer definierten Normgrenze der jeweiligen Altersgruppe bezeichnet. Eine arterielle Hypotonie, die medizinische Notfallversorgung erfordert, tritt beispielsweise bei akuten inneren oder äußeren Blutungen ein. Sie kann auch als Ausdruck eines Zusammenbruchs beobachtet werden, und manchmal bei erhöhter Körpertemperatur. Anhaltende (chronische) Hypotonie ist manchmal ein Symptom für einen selten auftretenden Hormonmangel.

Einige gesunde Menschen haben relativ niedrigen Blutdruck – am Rande des normalen –, jedoch mit der Neigung, vor allem nach unten zu schwanken. Man spricht von Hypotonie und manchmal auch von einer Hypotonie-Krankheit. Doch dieser letzte Begriff ist umstritten, weil die Personen mit den genannten Symptomen keine ernsthaften Krankheitsanzeichen haben. Im Alltag ertragen diese Menschen oft heißes Wetter schlechter als kaltes, sie fühlen sich in der Sauna nicht wohl, manchmal wird ihnen dunkel vor Augen (bis zur Ohnmacht) bei plötzlichem Aufrichten aus der horizontalen in die vertikale Position, vor allem auf nüchternen Magen. Im Gegensatz dazu fühlen sie sich wohl beim Gehen, während die Muskeln sich bewegen. Dies erklärt sich dadurch, dass bei hypotonischen Gefäßreaktionen ein reduzierter Gefäßtonus der Venen eine Rolle spielt. Sie haben mehr Gesamtkapazität als die Arterien, und natürlich wird in diesen Gefäßen leicht ein Teil des zirkulierenden Blutes zurückgehalten. Der Rückfluss dieses Blutes zum Herzen erfolgt quasi mit Verspätung und verringert die Herzleistung, da das Herz bei Kontraktion genau so viel Blut in die Aorta pumpt, wie es durch die Venen zurückerhält. Der rückläufige Blutfluss durch die Venen ist direkt abhängig von der Aktivität der Skelettmuskelkontraktionen, die das Blut zum Herzen befördern. Menschen mit niedrigem Blutdruck brauchen eine regelmäßige Muskelaktivität, die die Spannung der wichtigsten Muskelgruppen im Organismus erhält.

Bei Personen, die körperlich fit und aktiv sind, ohne Übergewicht, treten selten hypotensive Reaktionen auf. Menschen, die eine Prädisposition für hypotensive Reaktionen haben, im Alter als auch in Zeiten erzwungener Unbeweglichkeit, zum Beispiel bei Krankheit, nehmen gern frisch gebrühte Tees zu sich, die natürliche anregende Substanzen enthalten. Manchmal empfiehlt der Arzt in solchen Fällen auch die Einnahme von Arzneimitteln, die ebenfalls pflanzlicher Natur sind, aber genauer dosiert werden können.

Ischämische Herzkrankheit

Ischämie (griechisch: ischo – anhalten und haima – Blut) ist eine lokale Blutleere im Organ aufgrund einer funktionalen (Krampf) oder organischen Verengung beziehungsweise eines Verschlusses eines das betreffende Organ nährenden Blutgefäßes (Thrombose, Embolie). Die Embolie (griechisch: embolé – hineinstopfen) ist eine Verstopfung von Blutgefäßen oder seltener von lymphatischen Gefäßen durch Gasblasen oder fremdartige Stoffe, die durch das Blut oder die Lymphflüssigkeit herangetragen werden. Eine lang andauernde Ischämie kann zur Bildung eines Infarkts führen, das heißt zum Absterben eines Organs, seiner Gewebe oder Teile in einem lebenden Körper. Am häufigsten tritt ein Infarkt im Herzmuskel, in den Lungen oder in den Nieren auf.

Gemäß der Fachliteratur und den in der Medizin gängigen Vorstellungen ist die ischämische Herzkrankheit die am meisten verbreitete Erkrankung des Herz-Kreislauf-Systems. Ihre Ursache ist eine Verminderung der Blutversorgung des Herzmuskels, die hauptsächlich durch die Arteriosklerose der Herzkranzgefäße bedingt ist. Der Begriff „ischämische Herzkrankheit" schließt sowohl akute Formen der Krankheit (Stenokardie, Herzinfarkt) als auch chronische (Herd- oder diffuse Kardiosklerose, das heißt Befall des Muskelgewebes) ein. Da die Entwicklung dieser Veränderungen durch die Arteriosklerose der Gefäße bedingt ist, wird diese Art Kardiosklerose arteriosklerotisch genannt. Nicht selten wird sie von einer Verschlechterung der Herztätigkeit mit Entwicklung einer Herzmuskelschwäche und Rhythmusstörungen begleitet.

Der klinische Verlauf der ischämischen Herzkrankheit ist wellenartig: Verschlimmerungen treten im Wechsel mit subjektiv symptomfreien Phasen auf. In der Regel sind Anfälle von Belastungsstenokardie, die bei physischer Belastung auftreten, die ersten klinischen Erscheinungen der Ischämie. Der weitere Verlauf der Krankheit ist meistens lang andauernd – über mehrere Jahrzehnte. In typischen Fällen kommen zur Belastungsstenokardie noch Anfälle, die im Zustand der Ruhe auftreten. In Phasen des Wiederauflebens der Krankheit ist die Gefahr eines Herzinfarkts am höchsten.

Massenuntersuchungen, die sowohl bei uns im Land als auch im Ausland durchgeführt wurden, haben es ermöglicht, die sogenannten Risikofaktoren zu benennen, die die Entstehung und das Fortschreiten der Ischämie begünstigen. Zu diesen Faktoren zählen unter anderem das Alter, erbliche Veranlagung, Bewegungsmangel, zu üppige Ernährung, Übergewicht, hoher Lipidgehalt im Blut, Bluthochdruck, Störungen des Kohlenstoffwechsels und Diabetes.

Außerdem ist bewiesen, dass die Ischämie unter Rauchern häufiger auftritt als bei Menschen, die nicht rauchen. Viele Experten weisen auf die Verbreitung der Ischämie unter Menschen mit bestimmten Charaktereigenschaften und einem bestimmten Lebensstil hin. Bezeichnend dafür ist ein ständiges Erfolgsstreben in allen Tätigkeitsgebieten, Unzufriedenheit mit dem Erreichten, dauerhafte Überlastung, chronischer Zeitmangel. Obwohl Risikofaktoren nicht gleich Krankheitsursachen sind, begünstigt ihre Gesamtheit doch das Entstehen der Ischämie. Insofern ist die Kenntnis der Risikofaktoren wichtig für eine effektive Prophylaxe.

Stenokardie oder der „Brustfrosch"

Stenokardie (Brustenge, Angina pectoris) ist die meistverbreitete Form der ischämischen Herzkrankheit. Sie tritt meistens bei körperlicher und emotionaler Überlastung auf, welche das Herz zwingt, eine wesentlich größere Leistung zu erbringen. Sie kann auch als Resultat eines Spasmus in einer der Koronararterien erscheinen. Eine Stenokardie kann außerdem durch eine gewachsene Ablagerungsstelle an den Gefäßwänden und deren Verdichtung auftreten. Dies verengt das Gefäß und verursacht Schmerzen. Es wurde festgestellt, dass ein Anfall durchschnittlich fünf Minuten dauert, doch es gibt auch Anfälle von 30 Sekunden bis zu 30 Minuten und länger.

Meistens äußert sich die Stenokardie durch plötzliche Anfälle von drückenden Schmerzen in der Brust. In vielen Fällen sind diese Schmerzen hinter dem Brustbein lokalisiert, seltener etwas weiter links, in der Herzgegend. Die Ursache der Stenokardie, die wegen mangelnder Versorgung des Herzmuskels mit Nährstoffen und Sauerstoff auftritt, ist eine Verengung der Koronararterie bei Arteriosklerose oder ein Gefäßkrampf. In solchen Fällen verspürt der Patient einen plötzlichen Schmerz, der wenige Minuten oder auch eine halbe Stunde dauern kann. Dieser Schmerz kann von verschiedener Intensität sein und in den linken Arm, die Schulter, den Hals oder den Unterkiefer ausstrahlen, selten nach rechts, nach hinten, in beide Arme. Der Mensch erblasst, sein arterieller Blutdruck steigt. Ein Anfall von Stenokardie tritt am häufigsten bei Stresssituationen, beim Besteigen eines Berges oder einer Treppe, bei Unterkühlung oder einer bedeutenden physischen Belastung auf. Wenn Sie beispielsweise beim Joggen ein starkes Brennen in der Brust verspüren, sollten Sie dies als ein ernstes Signal betrachten, das Sie vor einer Herzkrankheit warnt. Natürlich sollten Sie den Lauf in diesem Fall sofort beenden und sich auf der nächsten Bank niederlassen, um sich gut auszuruhen.

Das Auftreten der Stenokardie steigert erheblich das Risiko der Entwicklung eines Herzinfarkts. Sie unterscheidet sich vom Herzinfarkt dadurch, dass bei der Stenokardie der Blutzufluss zum Herzmuskel wegen der zeitweiligen Verengung der Koronararterie häufig verringert wird, beim Infarkt aber wird die Blutzufuhr eines Teils des Herzmuskels wegen der vollständigen Verstopfung der

Koronararterie plötzlich und endgültig abgebrochen. Dadurch kann der Herzmuskel absterben und das Herz stehen bleiben.

Zu den Risikofaktoren für die Entstehung von Stenokardie können gezählt werden:

- Vererbung, das heißt einer oder beide Ihrer Eltern litten an Herzkrankheiten
- zu niedriger Blutdruck, besonders wenn Sie einen bewegungsarmen Lebensstil führen, keinen Sport treiben, wenig an der frischen Luft sind
- schädliche Gewohnheiten wie Rauchen
- eine fettreiche Ernährung, deren Folge Übergewicht oder sogar Fettsucht sein kann
- das Vorhandensein von Krankheiten wie Hypertonie, Diabetes mellitus und anderen.

Herzinfarkt

Die herannahende Gefahr eines Herzinfarkts kann man vermuten, wenn die Stenokardieanfälle häufiger, länger und intensiver werden. Dabei verschwinden die Schmerzempfindungen nicht, unabhängig von der Art der Bewegung und Atmung. Hinzu kommen ein Angstgefühl, Übelkeit, Erbrechen, Schweißausbrüche. Auch die Arzneimittel, die früher schnell den Anfall zum Verschwinden brachten, werden nun wirkungslos.

Insgesamt sollte jeder die Gefahr von Herzinfarkt für unser Leben erkennen und vorbeugende Maßnahmen ergreifen. Oder doch wenigstens wissen, dass ein erstes Alarmsignal ein Schmerz in der Herzgegend ist. Der Schmerz gibt uns über die Nerven ein Warnsignal und ruft dazu auf, unserem wichtigsten Organ zu helfen. Wie oben gesagt, sollten wir sofort auf einen solchen Schmerz reagieren. Wenn Sie sich zum Beispiel gerade sportlich betätigen, machen Sie sofort eine Pause; wenn Sie gerade mitten in einem Streit sind, denken Sie daran, dass Ihre Gesundheit wichtiger ist als eine vorübergehende Selbstbestätigung. Wenn Sie der Anfall zu Hause „erwischt", legen Sie sich hin, entspannen Sie sich. Wenn Sie außerdem an Bluthochdruck leiden, sollten Sie ein Blutdruck senkendes Mittel nehmen. Sollten Sie nach einigen Minuten Ruhe feststellen, dass der Schmerz nicht nachlässt, rufen Sie den Notfallwagen.

Leider lassen sich viele Infarktpatienten sogar durch einen ernsthaften Anfall nicht von ihren Aktivitäten abhalten. Das ist jedoch sehr gefährlich, da in den Entwicklungsländern der Herzinfarkt die häufigste Todesursache bei Männern zwischen 35 und 55 Jahren ist. In den USA hat man ausgerechnet, dass jede Minute das Herz eines Menschen stehen bleibt. Auf der Erde gibt es über eine Milliarde Herzkranker. In Russland sind über 15 Millionen Herzpatienten registriert. Jeder fünfte Einwohner Moskaus braucht Hilfe. Oft ereilt einen der Herzanfall in den Morgenstunden zwischen 5 und 9 Uhr. Dies betrifft nicht nur den Infarkt.

Lange Zeit galt, dass ein Herzinfarkt im Alter unter 55 Jahren eine Krankheit ist, die nur Männer befällt. Ein auffälliges Beispiel sehen wir im tragischen Schicksal des berühmten französischen Sängers Joe Dassin. Er wurde 1938 in den USA geboren, lebte in Frankreich und wurde nicht einmal 50 Jahre alt. Sein Vater war aus Odessa. Dassin erfreute sich einer großen Beliebtheit und wurde sehr berühmt. Die Franzosen – wie auch unzählige Zuhörer auf der ganzen Welt – liebten seine ruhige, gefühlvolle Stimme. Er war hochgewachsen, gutaussehend und wurde von den Frauen vergöttert. Doch seine Gesundheit war, wie sich zeigte, nicht auf der Höhe. Schon die medizinische Untersuchung in seiner Jugendzeit zur Feststellung der Wehrtauglichkeit stellte störende Herzgeräusche fest. 1961 hatte er einen ersten Infarkt. Wenn man dazu noch das Rauchen von Zigarren und Zigaretten addiert, den Alkoholmissbrauch, die Liebe zu schönen Frauen und die Missachtung der eigenen Gesundheit, eine unregelmäßige und ungesunde Ernährung, eine ständige Überlastung bei Konzerttourneen, die vielen Reisen, dann kann man sicher sein: Das tragische Ende war vorauszusehen. 1979 hatte Dassin ein akutes Magengeschwür, ein Jahr später einen Mikroinfarkt. Danach folgte eine aufreibende Scheidung. Joe Dassin zog bald darauf nach Tahiti. Eines Tages, als er auf die Terrasse trat, machte er einen Scherz: „Ich kaufe jetzt keine Zigarren, ich schnorre sie." Dann schrie er auf einmal auf: „Was ist mit mir los?", und starb augenblicklich.

Im selben Jahr starb ein weiterer Altersgenosse von Dassin. Ich meine den populären russischen Schauspieler und Sänger, Dichter und Komponisten, den vom Publikum geliebten Wladimir Wyssozki, der mit einer Französin russischer Herkunft verheiratet war und deshalb häufig nach Frankreich reiste. Auch er war leider nicht frei von gesundheitsschädigenden Verhaltensweisen und starb an Herzversagen.

All das zeugt davon, dass jeder, der sein Leben im Besitz all seiner Kräfte und Fähigkeiten verbringen und sein schöpferisches Potenzial vollständig entfalten will, seine eigene Gesundheit schonen sollte, anstatt sie zu verschwenden. Dieses Resümee gilt heute auch für die modernen Frauen, die den Männern in Vielem nicht nachstehen: Sie arbeiten genauso hart wie die Männer, viele von ihnen rauchen, stehen permanent unter beruflichem Stress und tragen außerdem noch die hohen Belastungen von Haushalt und Kindererziehung.

Welche Arten von Schlaganfall gibt es?

Schlaganfall, auch Insult oder Apoplexie genannt, ist eine akute Störung des Blutkreislaufs im Gehirn mit Schädigung des Hirngewebes und Störung der Hirnfunktion. Offiziell gelten Arteriosklerose der Hirnblutgefäße und Bluthochdruck als Hauptursachen dieser Krankheit. Es gibt zwei Arten von Schlaganfällen. Man unterscheidet den hämorrhagischen Schlaganfall, bei dem eine Gehirnblutung stattfindet, und den ischämischen Schlaganfall, bei dem als Folge eines erschwerten oder gänzlich gestoppten Blutzuflusses ein Teil des Gehirns unterversorgt wird; dieser wird von einer Aufweichung des Gehirnteils begleitet – einem *Hirn*infarkt.

Obwohl der Schlaganfall bei den meisten Patienten plötzlich auftritt, hat er doch häufig bestimmte Vorboten. Beispielsweise verstärken sich bei Bluthochdruck und Arteriosklerose die Geräusche und die Schwere im Kopf, Kopfschmerzen und Schwindel steigern sich. Der hämorrhagische Schlaganfall geschieht meistens am Tage. Der Patient ist auf einmal an Arm und Bein gelähmt, meistens einseitig, zum Beispiel rechter Arm und rechtes Bein bei einem Bluterguss in die linke Gehirnhälfte. Gleichzeitig ist eine Sprachstörung zu verzeichnen. Viele Patienten verlieren das Bewusstsein, reagieren nicht mehr auf die Umwelt. In den ersten Stunden nach dem Schlaganfall kommt es zu Atemstörungen, Krämpfen und Erbrechen.

Ein Bluterguss im Gehirn kann aufgrund eines hohen Blutdrucks als Ergebnis der verstärkten Blutzufuhr bei physischer Anstrengung erfolgen (zum Beispiel bei Gartenarbeiten) oder nach einer emotionalen Überlastung (Stress, ein Konflikt), besonders, wenn die Elastizität der Gefäße gesenkt ist und so ein Durchbruch der Gefäßwand erfolgt. Es soll auch Fälle von Blutergüssen aufgrund angeborener Defekte der Blutgefäße geben.

Der zweite Typ Schlaganfall ist der Hirninfarkt. Er wird auch Venenverstopfung im Gehirn genannt. Die Gefäße durchwachsen im Laufe des Lebens mit sklerotischen Plaques und verschließen sich. Ein Schlaganfall kann auch durch ein abgerissenes Blutgerinnsel hervorgerufen werden, das in einem kleineren Gefäß stecken bleibt und es verschließt. Die Anzeichen eines Schlaganfalls aufgrund einer Störung des Blutkreislaufs sind folgende: Taubwerden von Arm oder Bein, danach Taubheit in einer Wange, es treten dann Sprachstörungen auf. Allgemein aber sind die Anzeichen des Schlaganfalls durch den Ort des Blutergusses oder des Hirninfarkts bedingt, was zu einer Störung der Funktionen im Gehirn führt. Manchmal wird eine Schlaganfalldiagnose zum Beispiel durch Störung der Herz- oder Atemtätigkeit zusätzlich erschwert.

Thrombosen

Das Wort **Thrombose** kommt aus dem Griechischen und meint das Gerinnen(machen). Kardiologen sind der Meinung, dass eine Thrombose ein Gerinnen des Blutes im Blutgefäß zu Lebzeiten ist. Ihre wichtigsten Anzeichen sind: Schädigung der Gefäßwände, Veränderung des funktionalen Zustands des Blutstillungssystems und Verlangsamung des Blutflusses. Nach Angaben von E. Tschasow und D. Subairow ist als Erstursache für Thrombose die Schädigung der Gefäßwand zu nennen, die mit dem Aneinanderhaften und der Anhäufung von Thrombozyten und der Bildung eines ersten thrombozytären Blutgerinnsels einhergeht.

Als Faktoren, die eine funktionale Schädigung der Gefäßwand hervorrufen, können genannt werden: Adrenalin, Noradrenalin und Kortisol, welche bei emotionalem Stress in großen Mengen ausgeschüttet werden, sowie die Aktivierung der Lipidoxidation*, zum Beispiel unter der Einwirkung ionisierender Strahlung, von

---

* des Cholesterins, führt zu entzündlichen Prozessen in der Gefäßwand (Anm. d. Red.)

Verbrennungen und Arteriosklerose. In der Entwicklung von Thrombosen spielen Störungen des Blutkreislaufs und Gefäßkrämpfe eine Rolle. So wird die häufigere Bildung von Thromben in den Venen im Vergleich zu den Arterien damit begründet, dass der Blutfluss dort langsamer sei. Doch die Experimente haben dies nicht bestätigt: Das Abbinden und das dadurch bedingte vollständige Stoppen des Blutflusses in der Arterie ohne Beschädigung der inneren Hülle innerhalb einer langen Zeitperiode haben nicht zur Blutgerinnung geführt.

Infarkt kommt aus dem Lateinischen und heißt ursprünglich: füllen, stopfen, hineinpressen. Infarkt ist das Absterben eines Organs, das als Folge einer plötzlichen Störung des lokalen Blutkreislaufs auftritt. Der Begriff Infarkt wurde von Rudolf Virchow zur Bezeichnung des abgestorbenen Gebewebereichs, der durch Erythrozyten infiltriert ist, vorgeschlagen. Die unmittelbare Ursache der Entwicklung eines Infarkts ist ein Hindernis im Blutfluss, das plötzlich im entsprechenden Abschnitt der Arterie auftritt. Eine große Rolle in der Infarktentwicklung spielt die plötzliche Verengung oder der Verschluss eines Gefäßes. Deshalb sind die häufigsten Ursachen für Infarkt Thrombose und Embolie (Verstopfung durch einen losgerissenen Thrombus), seltener ein Krampf. In diesen Fällen erweisen sich Kollateralgefäße (Umgehungsgefäße) als nicht ausreichend, es kommt leicht zu Störungen des normalen Spannungszustandes der Gefäße und die Verstopfung der Gefäße führt zum Infarkt. Die häufigsten Fälle von Infarkt treten in den folgenden Organen auf: Herz, Nieren, Milz, Lungen, Gehirn, Netzhaut und Darm.

Es werden drei Arten von Infarkt unterschieden: der weiße (ischämische, anämische), der rote (hämorrhagische) und der weiße mit einem hämorrhagischen Gürtel. Die weißen Infarkte werden in den Nieren, der Milz, im Gehirn und im Herzmuskel beobachtet. Sie haben eine dreieckige Form, eine gelblich-weiße

Farbe, sind ziemlich scharf von dem umgebenden Gewebe abgegrenzt und haben eine feste Konsistenz. Die weißen Infarkte entstehen im Zusammenhang mit einem völligen Stoppen des Blutflusses im entsprechenden Gefäß und seinen Verzweigungen.

Rote (hämorrhagische) Infarkte werden in den Lungen und im Darm beobachtet, manchmal in der Milz und im Gehirn. Sie treten in der Regel bei Wegfall eines ausgleichenden Blutkreislaufs und bei venösen Stauungen auf: in den Lungen – bei Herzstörungen verschiedener Herkunft, in der Milz – bei Thrombosen in der Milzvene, im Gehirn – bei Sinusvenenthrombose*. Dabei findet ein rückwärtiger Fluss des Venenbluts in die Infarktzone statt, eine paralytische Gefäßerweiterung, eine Steigerung ihrer Durchlässigkeit und eine Einblutung in die Zone. Der hämorrhagische Infarkt besitzt eine dreieckige Form, im Schnitt eine dunkelrote Farbe und ist ziemlich scharf von dem umgebenden Gewebe abgegrenzt. Mit der Zeit verblasst der Infarkt infolge des Abbaus der Erythrozyten.

Der weiße Infarkt mit hämorrhagischem Gürtel – weiß oder hellgrau mit einem dunkelroten Reif – wird im Herz oder in der Milz beobachtet, manchmal in den Nieren. Der Blutungsbereich entsteht dadurch, dass der reflektorische Krampf an der Peripherie des Infarkts und damit der Gefäßverschluss rasch durch die paralytische Erweiterung und Überfüllung der Kapillaren mit Blut aufgehoben wird. Es kommt zu Einblutungen.

Der Ausgang des Infarkts hängt von den Umständen seiner Bildung, seiner örtlichen Beschränkung und seinen Ausmaßen ab. Unter günstigen Umständen wird der Infarkt durch Granulationsgewebe und dann durch Narbengewebe ersetzt. Im Gehirn entwickelt sich anstelle der Verflüssigungsnekrose eine Zyste. An absterbenden Stellen sind Kalkablagerungen möglich. Bei

---

* Blutgerinnsel in den großen Sammelgefäßen = Sinus (Anm. d. Red.)

Vorhandensein von Mikroben kann der Infarkt eine eitrige Einschmelzung erfahren. Ausgedehnte Infarkte verursachen eine Vergiftung des Organismus durch Produkte des Gewebezerfalls: Es treten Temperaturerhöhung, Fieberzustände und dystrophische Veränderungen der inneren Organe ein.

Ischämie – oder Blutleere – heißt im Griechischen: anhalten, stoppen. Die Ischämische Herzkrankheit ist eine Schwächung des Blutkreislaufs im Organ oder einem Teil des Organs infolge der Verringerung des Blutzulaufs, die zu einem Defizit in der Blutversorgung der Gewebe führt. Ein Hindernis im normalen Blutfluss in den Arterien kann die Verstopfung des Gefäßes durch einen Embolus (abgerissener Thrombus), eine aus Bindegewebe bestehende Plaque, einen Thrombus oder durch Veränderungen der Arterienwand (zum Beispiel bei Entzündung der innersten Gefäßwandschicht) sein, wenn durch Verdickung der Gefäßwände der Gefäßdurchmesser verengt wird. Infarkte können als Ergebnis des Drucks in den Organgefäßen entstehen, zum Beispiel des Gehirns bei erheblicher Steigerung des Drucks im Schädelinneren oder als Folge des Zusammenpressens des Gefäßes durch die wachsende Geschwulst beziehungsweise durch Wucherung des Bindegewebes. Ein Grund für den Infarkt kann auch eine erheblich gesteigerte Blutviskosität (Zähflüssigkeit) in den kleinen Gefäßen sein, die als Folge der verstärkten Ansammlung der Erythrozyten oder durch Erhöhung der Blutgerinnbarkeit auftritt.

Herzinfarkt ist eine akute Erkrankung, bedingt durch die Entwicklung eines oder mehrerer ischämischer Nekroseherde im Herzmuskel. Sie äußert sich in verschiedenen Störungen der Herztätigkeit.

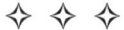

Wir sehen, dass die wichtigste Ursache von Herz-Kreislauf-Erkrankungen nach Meinung der führenden Kardiologen die Zusammenballung von Thrombozyten ist. Jedoch erscheint eine Tatsache dabei befremdlich: Warum können Thrombozyten, deren Lebenszyklus nur wenige Tage zählt, nach der Bildung eines Thrombus auf einmal jahrzehntelang am Leben bleiben? In der Kardiologie gibt es, wie auch in der Onkologie, viele unergründete Geheimnisse. Beispielsweise werden unter den Ursachen für Infarkt äußere (emotionaler Stress und physische Belastung) und innere (verstärkte Zusammenballung und erhöhte Blutgerinnbarkeit, Aktivierung der Lipidoxidation und viele andere) genannt. Doch niemand kann erklären, auf welche Art Stress oder Überlastung bei manchen Menschen zu tödlichen Infarkten führen, während bei anderen, auch wenn sie ständig und übermäßig auftreten, keine unheilvollen Konsequenzen entstehen?

Außerdem sind die Wissenschaftler nicht in der Lage, die Gründe für das Auftreten der Ursachen des Infarkts zu erklären. Mit anderen Worten: Es ist nicht bekannt, warum die Anhäufung von Erythrozyten oder die Erhöhung der Blutgerinnbarkeit und andere Pathologien im Herz-Kreislauf-System auftreten, die zum Tode eines Menschen führen. Doch auf diese und viele andere ähnliche Fragen kann man präzise Antworten geben, gestützt auf die Theorie der Trichomonadenherkunft der Herz-Kreislauf-Erkrankungen, die ich schon im Jahre 1989 entwickelte. Wir wollen unsere Bekanntschaft mit dieser Theorie fortsetzen.

Herz-Kreislauf-Erkrankungen – die neue Sicht

Und nun werde ich die weiter oben geschilderte Widerspiegelung der allgemein anerkannten Vorstellungen über die Entstehungsursache der Arteriosklerose kommentieren, um die wahre Natur dieser Krankheit zu zeigen. Arteriosklerose ist ja das erste Stadium in der Entwicklung der Herz- und Gefäßerkrankungen. Wie wir sehen, wird die entscheidende Rolle in der Entwicklung der Arteriosklerose den „Zellveränderungen in den Gefäßwänden der Arterien" zugewiesen. „Dabei können – abhängig von den Besonderheiten des Stoffwechsels – solche Cholesterinverbindungen (hauptsächlich mit Stoffen mit Eiweißnatur) entstehen, in deren Zusammensetzung es leichter in die Gefäßwand gelangen kann. Als Ergebnis werden Cholesterinansammlungen neben Zellen und Fasern von Narbengewebe festgestellt."

In Wirklichkeit sind all diese negativen Erscheinungen Konsequenzen der Parasiteninvasion durch die einzelligen Parasiten der Art Trichomonade, die in die Blutgefäße und teilweise in die Gefäßwände gelangen. Das entstandene Narbengewebe ist sozusagen eine „Trichomonadenverkapselung". Mithilfe eines eigens dafür produzierten Enzyms provozieren die Trichomonaden den Körper dazu, sie mit immunkompetentem Bindegewebe zu ummanteln und so die „Kapsel" zu bilden.

Dabei sollte der gestiegene Cholesteringehalt im Blut und dessen Ablagerung an den Wänden der Blutgefäße nicht als Ursache der

Entwicklung von Arteriosklerose, sondern als dessen Folge angesehen werden. Denn dieses Cholesterin wird von den Trichomonaden selbst erzeugt, aus Stoffen wie zum Beispiel Sterolen, die sie aus dem Wirtsorganismus bekommen. Dieses „schlechte" Cholesterin, dessen Existenz der bekannte Professor Michail Newjadomskij bereits in den 1960er Jahren erwähnte, dient den einzelligen Parasiten sowohl als Schutz vor Angriffen des Immunsystems als auch als eine Art Nahrungsdepot.

Was den für Arteriosklerose typischen Verlauf betrifft, bei dem die Ablagerungen an den Gefäßwänden mal wachsen, mal wieder verschwinden, so sehe ich diesen Faktor nicht nur als positiv an. Hier kann es sich um Metastasierung (griechisch: metastasis – Wanderung) „veränderter" Zellen – faktisch aber der Parasiten – unter dem Einfluss des Immunsystems oder anderer Faktoren handeln. Es ist bekannt, dass sich nicht nur die Arteriosklerose, sondern auch Krebsgeschwulste rückentwickeln können. Ein berühmtes Beispiel dafür bietet der Fall des weltweit bekannten Schriftstellers und Nobelpreisträgers Alexander Solschenizyn (1918–2008). Nach Ausweisung aus der UdSSR lebte er ab 1974 zwei Jahre in der BRD, zog dann in die USA, kehrte aber 1994 nach Russland zurück. Als er in seinen jungen Jahren im Gulag eingesperrt wurde, erkrankte Solschenizyn an Krebs und wurde von seinem Leidensgenossen – einem Volksheiler – mithilfe von Kräutern geheilt. Nachdem sein Tumor resorbiert war, vergaß der Patient diese Krankheit und erreichte ein hohes Alter.

Mit der Behauptung, dass die „Entstehung und das Wachstumstempo bei der Entwicklung der Arteriosklerose eng mit der Erhöhung des arteriellen Blutdrucks verbunden sind und dass eine Erkrankung an Diabetes mellitus eine aktive Begünstigung der Arteriosklerose bedeutet", bin ich ebenfalls nicht einverstanden. In Wirklichkeit ist der erhöhte Blutdruck nicht die Ursache, sondern eine Folge der Arteriosklerose, bedingt durch die Verengung der Blutgefäße. Eine Bestätigung dieser meiner Aussage kann in den allseits bekannten Gesetzen der Physik gefunden werden. Und Diabetes mellitus hat – wie auch die Arteriosklerose – dieselbe parasitäre Natur. Darüber habe ich in meinem Buch *Un-Heilbare Krankheiten* berichtet, im Kapitel „Geheimnisse des Diabetes". Diabetes entsteht, wenn sich Trichomonaden in der Bauchspeicheldrüse einnisten. Sie stören die Produktion des Hormons Insulin, welches den Zuckergehalt im Blut senkt, dabei den Glykogenabbau in der Leber stoppt und die Nutzung der Glukose durch Muskel- und andere Zellen steigert. Diabetes kann sich parallel zur Arteriosklerose entwickeln, erscheint aber meistens im fortgeschrittenen Alter.

Somit sind meiner Meinung nach „die sorgfältige Dosierung der Belastung durch den Arzt, die Ausdauer und Geduld des Patienten, sein Glaube an den Erfolg" wenn auch erwünschte, doch keinesfalls ausreichende Bedingungen für die effektive Prophylaxe und Heilung der Arteriosklerose. Mit anderen Worten, sowohl Patienten als auch Ärzte sollten erkennen, dass ein Mensch nicht steril, also frei von Keimen, ist und dass das Fundament ihrer chronischen Krankheiten, ob es nun Arteriosklerose, Diabetes oder Krebs ist, Parasiten bilden, im Verbund mit der sie begleitenden krankheitserregenden Mikroflora, die man bekämpfen sollte. Solche Faktoren aber wie physische Überlastung, emotionaler Stress, Hypodynamik, übermäßiger Genuss cholesterinreicher Nahrung und Rauchen haben eine zweitrangige Bedeutung. Ihr Vorhandensein beschleunigt lediglich den Verlauf der Krankheit, darunter auch der Arteriosklerose, und ihr Fehlen verlangsamt ihn, heilt aber nicht. Mit anderen Worten, wenn der Körper des Menschen von Trichomonaden befreit wird, gibt es nichts mehr, woraus sich arteriosklerotische Plaques, Thromben oder Krebsgeschwulste bilden können.

Bisher ist jedoch in der medizinischen Wissenschaft das Offensichtliche noch nicht anerkannt, und so beharrt sie auf ihren experimentell nicht bewiesenen Positionen. Denn kein Gelehrter konnte bisher beweisen, auf welche Art die physische Überlastung oder der emotionale Stress in arteriosklerotische Plaques transformiert wird, deren Cholesterin sich wesentlich von dem vom menschlichen Körper erzeugten und von ihm gebrauchten unterscheidet. Als Ergebnis erscheinen auch in unserer Presse Artikel mit entsprechendem Inhalt. So ist in einer populärwissenschaftlichen Zeitschrift ein relativ kurzer Artikel über Arteriosklerose erschienen – eine Erkrankung, die ihre Entwicklung in den Blutgefäßen relativ junger Menschen beginnt und sich mit zunehmendem Alter in verschiedene unheilbare Krankheiten wandelt, wie zum Beispiel die Thrombose der Beingefäße, bei der als letzte „Lösung" die Beinamputation droht. Noch gefährlicher ist eine Blutung im Gehirn, als deren Folge die Lähmung des Patienten eintreten kann, oder ein Herzinfarkt mit tödlichem Ausgang. Wenn man berücksichtigt, dass die Erkrankungen und Todesfälle aufgrund von Herz-Kreislauf-Erkrankungen weltweit an erster Stelle stehen, so wird das Interesse an diesem Problem unversiegbar bleiben. Deshalb möchte ich den Artikel über Arteriosklerose Ihrer Aufmerksamkeit empfehlen. Er gibt uns noch einmal die Möglichkeit, zu sehen, auf welche Art (in diesem Fall ausländische) Forscher die Ursache dieser weit verbreiteten und gefährlichen Krankheit zu beweisen versuchen. Der Artikel trägt die Überschrift:

Können Bären das Geheimnis der Arteriosklerose lüften?

Lange Zeit hieß es und heißt es auch heute noch, dass Arteriosklerose nicht umkehrbar und somit unheilbar sei. Zur Bestätigung dessen werden die Studenten in medizinischen Akademien sogar aufgefordert, ein arteriosklerotisches Plaque mit einem Hammer zu zerschlagen ... Doch US-amerikanische Wissenschaftler meinen, dass der Mensch dennoch die Chance hat, den krankmachenden Prozess abrupt zu stoppen. Auf diesen Gedanken wurden sie durch Bären gestoßen. Wie man weiß, schlafen Bären im Winter und schalten dafür auf Ernährung aus eigenen Reserven um. Eine große Menge Fettsäuren gelangt aus den Fettdepots ins Blut, dabei wird das allgemeine Cholesterin-Niveau bei ihnen erhöht und übersteigt das bei Menschen maximal zulässige um den Faktor 3 bis 4. Es scheint, dass Bären im Winter an Arteriosklerose erkranken. Doch wenn der Frühling kommt, findet sich von der Arteriosklerose keine Spur.

Wissenschaftler haben das Verhalten der Bären gründlich untersucht und sind zu folgenden Schlüssen gekommen: Die Art der Ernährung ändert sich im Frühling grundlegend, es wird Rohkost in großen Mengen verspeist, Wurzeln und Blumen, die reich an Zellgewebe, Bioflavonen, Karotinoiden, Askorbinaten und anderen Antioxidantien sind. Der Ernährungsrhythmus ändert sich – die Abstände zwischen den Mahlzeiten betragen höchstens anderthalb bis zwei Stunden. Aufgrund dessen ändert sich die Aktivität des Galle-Ausleitungssystems und der Leber, die Funktion der Rezeptoren der Leberzellen (Hepatozyten) wird drastisch aktiviert, Lipoproteine geringer Festigkeit, sogenanntes 'schlechtes' Cholesterin, werden eingelagert.

Soweit der Artikel. Und nun erlaube ich mir, zu dem oben Gesagten meine Meinung zu äußern. Sicher, den Ergebnissen der Beobachtung von Bären kann schwer widersprochen werden. Es ist jedoch angebracht, sich an die Tatsache zu erinnern, dass Bären vor dem Winterschlaf absichtlich Fettreserven unter der Haut anlegen, um sie im Winter, wenn sie sich im Winterschlaf befinden, bei dem ihre Lebensprozesse drastisch verlangsamt werden, zu verwenden. Das erklärt die Steigerung des allgemeinen Cholesterinspiegels bei den Tieren. Außerdem schlagen sich die Bären, bevor sie in ihrer Höhle verschwinden, den Bauch voll mit keimtötendem Nadelholz, um Eiterungs- und Gasbildungsprozesse zu verhindern. Dass dabei sowohl arteriosklerotische Plaques wie auch Trichomonadenverkapselungen, die ebenfalls in den Organismen der Tiere vorkommen, resorbiert werden, ist nur natürlich.

Viele Menschen sehen im Fasten ebenfalls ihre wichtigste Heilmethode. Am häufigsten betrifft dies Menschen mit der Blutgruppe 0, denen der Verzicht auf Nahrung besonders leichtfällt. Ich persönlich – Trägerin der Blutgruppe B – bin für diese „untätige" und aufzehrende Heilmethode nicht geeignet. Ich ziehe es vor, Reinigungsprozeduren zu machen, entlastende oder ergänzende Diäten anzuwenden sowie verschiedene Heilkräuter und Tees einzusetzen. Dabei bin ich sicher, dass auch Menschen, die eine Fastenkur vorhaben, davor ihren Körper und seine Systeme reinigen und den Körper mit Vitaminen und Makro- und Mikroelementen anreichern sollten, umso mehr, als sie beim Fasten nicht in den Winterschlaf fallen, sondern einen aktiven Lebensstil führen.

Dennoch, es bleibt zu bedauern, dass auch die amerikanischen Wissenschaftler sozusagen „den Weg des höchsten Widerstands" gehen. Anstatt in der Stille von Laboratorien wirklich wissenschaftliche Untersuchungen zur Entdeckung der biologischen Natur „veränderter" Zellen in arteriosklerotischen Plaques durchzuführen, ziehen sie fragwürdige Parallelen zwischen Menschen und Bären. Ja, auch die Methode der Zersplitterung von Plaques mit dem Hammer in den medizinischen Akademien hat nichts mit wahrer Wissenschaft gemein. Übrigens ist es mir gelungen, auch hier eine Gemeinsamkeit zwischen einer arteriosklerotischen Plaque und der gutartigen Geschwulst zu finden, zu denen beispielsweise ein Myom in der Gebärmutter zählt. Als ich Mitte der 90er-Jahre des letzten Jahrhunderts intensive Forschung im Labor durchführte, wandte ich mich zweimal an verschiedene Moskauer Kliniken mit der Bitte um Mustertumoren. In beiden Fällen bekam ich lediglich ein Stückchen Myom, das einem Knorpel ähnlich war. Das sind harte, weiße Gebilde, die ich mit viel Mühe mithilfe eines Skalpells zerschnitt, um sie in ein Nährmedium für Trichomonaden zu legen und dann zu kultivieren. Parallel dazu habe ich einen Abdruck dieser Geschwulste auf Glasunterlagen gemacht, sie mit hundertprozentigem Alkohol fixiert und nach Giemsa-Romanowsky mit Azur-Eosin gefärbt. Die so erhaltenen Aufnahmen dieser Präparate, die in meinem Buch *Diagnostische Mikroskopie* zu sehen sind, zeigten das Vorhandensein runder Formen zystoider Trichomonaden und Trichomonaden im begeißelten Stadium.

Natürlich haben amerikanische Forscher – wie übrigens auch unsere – mehr Möglichkeiten, als ich damals hatte (heute habe ich gar keine). Hätten sie also Teile verschiedener arteriosklerotischer Plaques beziehungsweise Tumoren in ein Nährmedium für Trichomonaden gelegt und sie dann mit verschiedenen Dosen Röntgen- oder Gammastrahlung behandelt, so hätten sie Trichomonaden in allen Stadien ihrer Existenz bekommen: zystoide, amöboide, begeißelte, die sich auf verschiedene Art vermehren. Und um noch einen weiteren Beweis dafür zu bekommen, dass es sich wirklich um Trichomonaden handelt, könnten sie nicht nur ein Licht-, Dunkelfeld- beziehungsweise Phasenkontrast-Mikroskop, sondern auch ein Lumineszenz-Mikroskop verwenden, bei dem spezielle Marker verwendet werden, die gezielt Trichomonaden aufleuchten lassen und nicht „veränderte" Zellen von Geweben und Organen. Auf diese Art und Weise wäre die Trichomonaden-Natur all dieser Neubildungen bewiesen. Das wäre sehr wichtig für uns alle, denn nur wenn die richtige Krankheitsursache festgestellt wird, kann eine erfolgreiche Behandlungsmethode entwickelt werden.

In meinem ersten Buch *Krebserreger entdeckt!* habe ich die Experimente, die zu dieser Schlussfolgerung geführt haben, geschildert. Sie sind sehr umfangreich und ich möchte sie hier nicht wiederholen, stelle aber die vergleichende Tabelle nochmals zur Verfügung. Der Vergleich bezieht sich zwar auf Tumorzellen, nicht auf die Zellen im Thrombus, aber wie ich festgestellt habe, handelt es sich bei kardiologischen wie bei onkologischen Krankheiten um denselben Parasiten, der diese verursacht.

Wer sich zum ersten Mal mit meiner Theorie befasst, dem sei dringend empfohlen, mein erstes Buch zu lesen. Denn meine Entdeckung steht in solch krassem Widerspruch zu den bisher postulierten und von der herrschenden Lehrmeinung vertretenen Standpunkten, dass man die Beweise und Argumente braucht, um meine Schlussfolgerungen nachvollziehen zu können.

Vergleich in Tabellenform

Die allseitige Erforschung der Trichomonaden in der einschlägigen Literatur und in Experimenten ergibt, dass gerade diese Parasiten fälschlicherweise für Tumorzellen gehalten werden. Es bleibt ein Geheimnis für die Onkologen, warum Tumorzellen, die „aus normalen menschlichen Zellen entstanden sind", sich so sehr von diesen unterscheiden. Und warum diese „kranken" Zellen so lebenstüchtig und bösartig sind, dass sie zuerst gesunde Zellen und dann auch den Menschen als solchen töten. Seit Jahrzehnten vergleichen Wissenschaftler Tumorzellen und normale menschliche Zellen und versuchen, sich und andere von ihrer Ähnlichkeit zu überzeugen. Und nur wenige Autoren entdecken die Ähnlichkeit der Tumorzellen mit einzelligen Parasiten. Beispielsweise schreibt L. Sokolowskij in seiner Arbeit „Über das biologische Wesen eines bösartigen Tumors": „Eine bösartige Zelle verfügt über Fähigkeiten von einzelligen Wesen – nicht den heutigen, sondern denen der Evolutionsperiode, als die Bildung vielzelliger Organismen stattfand. Möglicherweise erklärt dies das aggressive Verhalten bösartiger Zellen, denn das Überleben einzelliger Organismen in der damaligen Zeit forderte eine solche Aggressivität. Süß, Kinzel, Skribner berufen sich auf den Erhalt von Tumorstämmen, die mittels Stichen blutsaugender Insekten übertragen werden und somit einzelne Zellen übertragen; sie schließen ebenfalls nicht aus, dass der bösarige Tumor die Gesamtheit einzelliger Parasiten darstellen könnte."

Einen ähnlichen Vergleich gibt D. Golubew in seiner „Anleitung zur Anwendung von Zellkulturen in der Virologie": „Linien verdaulicher Zellen entstehen aus primären Kulturen, deren einzelne Zellen die Fähigkeit besitzen, Kolonien zu bilden und ein Potential unbegrenzter Vermehrung außerhalb des Organismus sowie eine relative Autonomie besitzen, die sie mit den Bakterien und Einzellern gemeinsam haben." Woher kommen diese „einzelnen Zellen" –

Einzeller, erklärte seinerzeit Professor V. Dogel in seinem Buch „Allgemeine Parasitologie": Einzellige Parasiten seien fähig, in jedem lebenden Organ und Gewebe zu existieren. Deshalb könne es bei der Entnahme primären Gewebes für ein Experiment immer passieren, dass sich dort auch ein Parasit befinde der, seiner natürlichen Autonomie folgend, sich verstärkt zu vermehren beginne.

Doch kein Wissenschaftler hat die Tumorzelle mit den Geißeltierchen verglichen, geschweige denn mit der Trichomonade. Jetzt bietet sich diese Gelegenheit. Um den Vergleich der Fähigkeiten von Tumorzellen und Geißeltierchen – zu denen die Trichomonade gehört – übersichtlicher zu machen, greifen wir zur Tabellenform.

Eigenschaften von Tumorzellen, die sie von normalen Zellen unterscheiden, aber Ähnlichkeit mit Trichomonaden aufweisen:	*Eigenschaften von Geißeltierchen (Trichomonaden), die sie von Gewebezellen unterscheiden, aber Ähnlichkeit mit Tumorzellen aufweisen:*
1. Bösartigkeit von Tumorzellen im menschlichen Organismus: a) Fähigkeit zur unaufhaltsamen Vermehrung von Tumorzellen, die sich nicht mehr den regulierenden Mechanismen des Organismus unterordnen.	1. Bösartigkeit von Geißeltierchen, die ihr Überleben sicherte: a) Parasiten brauchen für die Arterhaltung eine verstärkte Vermehrung. Sie entgehen leicht den Abwehrkräften und ordnen sich nicht den regulierenden Mechanismen des Organismus unter, da sie eine von ihm unabhängige Herkunft haben.
b) Autonomes, unbegrenztes destruktives Wachstum von Tumorzellen, und als Ergebnis das Entstehen von Neubildungen.	b) Die koloniale Existenzmethode ist eine Besonderheit der seßhaften Geißeltierchen. Eine Kolonie ist das Ergebnis nichtabgeschlossener Zellteilung, sie ist lebenstüchtiger als einzelne Zellen.

c) Proliferation (asymmetrische Teilung) der meisten Tumorzellen, während für normale Zellen die Mitose charakteristisch ist, d. h. die Zellteilung beginnt beim Kern und endet mit der Bildung zweier gleichwertiger Zellen.

c) Die Fähigkeit zu Proliferation ist eine der ältesten Fähigkeiten des Zellniveaus biologischer Systeme. Spezifische Funktionen normaler Zellen (darunter Mitose), die im Verlauf der Differenzierung bei vielen Zellorganismen entstanden, gehören zu den späteren evolutionären Errungenschaften.

d) Polymorphismus (Vielgestaltigkeit) der Tumorzellen, die sich voneinander in äußerer Erscheinung und Größe unterscheiden, im Vorhandensein eines bzw. mehrerer Kerne oder im Fehlen eines solchen, verschiedenen Konstellationen von Chromosomen sogar innerhalb eines Tumors, während normale Zellen differenziert sind und 23 Chromosomenpaare haben.

d) Der Polymorphismus der Geißeltierchen erklärt sich durch die ungeschlechtliche Vermehrung, welche die Ursache für das Fehlen von Artkategorien ist: Jede Teilung gibt einen Organismus und eine Zelle, Einzelwesen und Art. Die unterschiedliche Menge Chromatin ist das Ergebnis der Proliferation und der Zellteilung, wenn von der Mutterzelle mehrere Tochterzellen getrennt werden: Sie enthalten eine willkürliche Anzahl Chromatin – Chromosomensubstrat.

e) Erhöhung der Differenzierung mit dem Tumorwachstum: Fehlen von dazwischenliegenden Substanzen zwischen den Zellen, Fehlen von Blut- und Lymphgefäßen und Nervenendungen.

e) Beim Prozeß der Vermehrung von Trichomonaden, die eine Kolonie gebildet haben, kommt es zur Phagozytose, Zerstörung und Ersetzung von Gewebe- und Nervenzellen, Durchbohrung von Blut- und Lymphbahnen.

f) Die Fähigkeit von Tumorzellen, sich von der primären Geschwulst zu lösen, mit dem Blut- oder Lymphfluß in andere Regionen des Körpers zu gelangen und dort Sekundärgeschwulste zu bilden erhielt in der Medizin die Bezeichnung Metastasierung.

g) Rezidivität der Krebskrankheit: Nach chirurgischer Entfernung der entdeckten Geschwulst, Chemotherapie oder Bestrahlung rezidiviert die Krankheit nicht selten mit vielfachem Krebs in aggressiverer Form und endet tödlich.

f) Das Absondern einzelner Einzelwesen aus den Kolonien und die Bildung neuer Kolonien ist eine Fähigkeit freilebender Geißeltierchen, die die Trichomonaden nach ihrer Umstellung auf den Parasitismus beibehalten haben.

g) Die beim Patienten entdeckte Geschwulst ist nicht die einzige – Trichomonaden und ihre Kolonien sind im gesamten Organismus disseminiert. Wenn also die Kräfte des Organismus nach einer Operation auf das Abheilen der Wunde konzentriert werden oder die Immunität noch mehr durch Bestrahlung und Chemotherapie unterdrückt wird, wird dadurch die Kontrolle über die restlichen Parasiten geschwächt und sie bilden neue Kolonien.

2. Krebszellen bilden keine Gewebe mit für sie charakteristischen Eigenschaften: Komplexität, Polarität, Unbeweglichkeit, Vermehrung in der Basalschicht und nicht an der Peripherie, wie in Tumoren beobachtet wird.

2. Trichomonaden bilden Kolonien auf Kosten proliferativer unabgeschlossener Vermehrung; von einer Geordnetheit und Polarität des Gewebes kann keine Rede sein, denn es besteht aus eigenständigen lebenden Organismen. Die Parasiten sind beweglich, sie infiltrieren benachbartes normales Gewebe und vermehren sich an der Peripherie der Kolonien.

3. Tumorzellen sekretieren in großer Menge Toxine, womit sie die Vergiftung des Körpers auslösen: Für onkologische Patienten ist charakteristisch: Blutarmut, Erschöpfung des Organismus, Sauerstoffmangel, allgemeine Störung des Stoffwechsels, Senkung der Immunität, Störung des Nervensystems, tödlicher Ausgang.

3. Trichomonaden phagozytieren Gewebe- und Blutzellen, nehmen deren Nährstoffe in sich auf und sondern giftige Austauschprodukte und Enzyme aus: Milchsäure, Wasserstoffperoxid, Hyaluronidase, Katalase, Hydrolase, was zu Anämie, Kachexie, Hypoxie sowie Störung der Funktion aller Organe und Systeme im Organismus führt.

4. Eine große Vielfalt von Neubildungen, aus denen nur 200 Arten differenziert sind. Es gibt Aszitestumoren, wobei sich in einer gallertartigen Gesamtmasse Millionen von Zellen befinden, und verhornte. Beispielsweise ist ein Myom eine weißliche knorpelige Neubildung, die in den weichen Geweben der Gebärmutter entsteht.

4. Die Verschiedenartigkeit der Trichomonadenkolonien erklärt sich durch deren Bildung durch unbegeißelte Mundhöhlen-, Darm- und Vaginaltrichomonaden, die als Ergebnis ungeschlechtlicher und unabgeschlossener Vermehrung Tausende von Übergangsstadien und Existenzformen haben, darunter solche, die von Sekundärfaktoren abhängig sind. Geißeltierchen können auf ihrer Oberfläche eine spezielle Schutzhülle aus Hornstoff oder durchsichtiger Gallertmasse bilden.

5. Eine verstärkte anaerobe Glykolyse der Tumorzellen sogar bei vorhandenem Sauerstoff ist ihre Kernunterscheidung von normalen Geweben.

5. Die anaerobe Glykolyse ist ein Sprung zurück, in solche Epochen, wo es keinen Sauerstoff gab und die Organismen dank der Glykolyse existierten. Die Tri-

6. Das Vorhandensein embryonaler Eiweiße des Typs Alpha-Fetoprotein in Tumorzellen ist ihr wichtigstes Unterscheidungsmerkmal zu Zellen normaler Gewebe.

7. Alle gebildeten Tumoren, mit Ausnahme des Melanoms, sind weißlicher Farbe. Die dunkle Färbung des Melanoms hängt nicht von der Pigmentierung der Oberflächen von Tumorzellen ab, sondern vom Vorhandensein des von ihnen absorbierten, dunkel gefärbten Melanins.

chomonade behielt diese Fähigkeit ihrer Urahnen – der primären Geißeltierchen.

6. Das Gewebe eines menschlichen Embryos enthält Eiweiße, die den Eiweißen von „Tumor"-zellen ähnlich sind, da sie einen gemeinsamen Urvater haben – das primäre Geißeltierchen. Wahrscheinlich haben diese Eiweiße eine starke Wachstumspotenz, die sowohl für Embryonen als auch für Trichomonaden typisch ist. Früher wurde von Parasitologen auch eine Antigen-Ähnlichkeit zwischen der vaginalen Trichomonade und den Spermien nachgewiesen.

7. Trichomonaden haben, wie auch andere Parasiten, im Unterschied zu der „fleischfarbenen" Färbung normaler Gewebe keine Färbung – sie sind weißlich. Das Fehlen der Pigmentation beim Parasiten ist die Folge des Lebens im Dunkeln. Doch sobald die Trichomonade einen Erythrozyten im Körper des Wirts phagozytiert, oder Tusche beim Experiment, wird sie entsprechend schwarz oder rötlich gefärbt. Genau so verhält es sich mit Melanin.

8. In ihrem Aufbau unterscheiden sich Tumorzellen von normalen Zellen, bei denen die Relation des Kern- und Zytoplasmaumfangs eine relativ gleichbleibende Größe ist. Bei Tumorzellen aber findet man eine Vielfalt der Zell- und Kerngrößen, nicht selten periphere Anordnung des Kerns, Veränderung der Mikrofilamente und Bildung von Röhrchen.

9. Die Struktur und Funktion der Tumorzellen unterscheiden sich von der Struktur und Funktion normaler Zellen: Die Tumorzellen haben eine erhöhte Durchlässigkeit der Zellmembranen, die Zusammensetzung der Glykolipide und Glykoproteine ist verändert, sie besitzen Rezeptoren, die pflanzliche Agglutinine verbinden.

8. Der Kern der Trichomonaden kann rund oder aprikosenkernförmig sein; er ist oft aus dem Zentrum verschoben, das Chromatingerüst hat einen rohrartigen Bau, der Zellteilungsapparat besteht aus Mikrotubuli (Mikroröhrchen) und umgibt den Kern des Einzellers. Bei Trichomonaden im vegetativen Stadium haben die Geißeln einen rohrartigen Bau.

9. Die Membran der Trichomonaden ist porös, manchmal sind die Poren stark ausgeprägt; sie ist der Produzent biologisch aktiver Stoffe, darunter Glykopeptide und Glykoproteide; die Fähigkeit, pflanzliche und tierische Agglutinine zu binden, erklärt sich durch ihre hohe Widerstandsfähigkeit und Aggressivität, durch die sie es geschafft haben, ihren Genotyp unter den Bedingungen der Bildung und Existenz der Vielzelligkeit zu bewahren.

Die Kultureigenschaften von Tumorzellen und Trichomonaden sind, wie die Experimente ergeben haben, identisch. Sie sind in der Lage, sich nicht nur in Form einer Monoschicht in Gefäßen, sondern auch in Form von Suspensionen im Reagenzglas mit einem Medium für Trichomonaden, mit Anwendung von Agar-Agar und hohen Zellkonzentrationen zu kultivieren. Es wird ein chaotisches, unorientiertes Wachstum und die Bildung von Kolonien beobachtet.

Die Geschwulst unterscheidet sich wesentlich von normalem Gewebe. Sie ist ein einfaches Konglomerat atypischer Zellen, die keine Struktur aufweisen und keinen gemeinsamen Abflußkanal besitzen. Die Fähigkeit zur Sezernierung der Absonderungsprodukte von Zellen haben sie verloren. Die Verbindung zwischen diesen Zellen ist entweder gestört, oder diese Zellen sind nicht voneinander getrennt, oder es werden Zellen mit mehreren Kernen beobachtet. Ein Absterben von Zellen wird in Krebsschichten nicht beobachtet. Krebszellen produzieren Hetero- und Hämolysine, die sich von Autolysinen normaler Zellen unterscheiden – was der prinzipiellste Faktor ihrer Unterscheidung ist.

Ich denke, daß genügend Material vorgestellt wurde, um die Leserinnen und Leser davon zu überzeugen, daß die Tumorzellen und der Flagellat Trichomonade identisch sind. Dieselben Flagellaten bilden, wenn sie ihre Kolonien in den Blutgefäßen gründen, Thromben und verursachen Herz- und Gefäßkrankheiten.

Krebs und Infarkt – „Zwillingsbrüder"

Eine berühmte Aussage über die Natur von Entdeckungen lautet: „Es gibt drei Säulen der Entdeckung: **Wissen, Fantasie, Beharrlichkeit**". Von den drei Säulen würde ich die Fantasie an erster Stelle sehen – genau das, was die Mediziner nicht anerkennen und enorm unterschätzen –, an zweiter Stelle Beharrlichkeit, an dritter das Wissen. Erinnern Sie sich an den newtonschen Apfel? Wie viele große Wissenschaftler vor ihm konnten nicht nur den Fall von Äpfeln, sondern auch vieler anderen Gegenstände aus der Höhe auf die Erde beobachten, doch nur einer von ihnen hatte die Fantasie, eine Hypothese aufzustellen, die Beharrlichkeit, diese Hypothese in Versuchen nachzuweisen und das Gravitationsgesetz daraus abzuleiten.

Auch bei mir war zuerst die Fantasie aktiv. Am Anfang vermutete ich eine Art Einzeller, der „den Anspruch auf die Rolle" der Tumorzelle stellen könnte. Danach habe ich mit viel Fleiß und Beharrlichkeit experimentell nachgewiesen, dass Tumorzellen geißellose Trichomonaden sind. Und erst dann habe ich gründlichst bestimmte Daten aus der Parasitologie und Onkologie untersucht. Diese bestätigten die Richtigkeit meiner Entdeckungen noch zusätzlich.

Auch später im Verlauf der gesamten Forschungsarbeit ging die **Fantasie** stets den Experimenten voraus – mit ihrer Hilfe wurden die Versuchsmethodiken entwickelt. Die **Beharrlichkeit** war der Kern, der es möglich machte, alle Schwierigkeiten zu überwinden. Das **Wissen**, zu Beginn noch so gut wie gar nicht vorhanden, wurde angeeignet, zuerst aus den Primärquellen und dann im Verlauf der Arbeit aus den Experimenten. Schließlich stellte die Logik, die ich der obigen Aussage noch hinzugefügt hätte, alles an seinen Platz und bestätigte, dass die ursprüngliche „Fantasie" richtig war.

Auch später war es die Fantasie, die mir half, trotz der zahlreichen scheinbaren Gegensätze sehr viel Gemeinsames zwischen den onkologischen und den kardiologischen Erkrankungen zu sehen. Und nun lassen Sie uns gemeinsam – als unabhängige Experten – Klarheit in dieses Problem bringen.

Die Onkologen gehen davon aus, dass unsere Zellen in der Lage sind, sich unter dem Einfluss von krebserzeugenden Einflüssen und Viren in Tumorzellen zu verwandeln. Das heißt, wir sind quasi auf Krebs „programmiert". Es braucht nur die Einwirkung irgendwelcher Faktoren, und die menschlichen Zellen verwandeln sich in Mörder des Menschen.

Jedoch wurde diese Behauptung experimentell nicht bewiesen. Keinem einzigen Wissenschaftler auf der ganzen Welt gelang es, unter Laborbedingungen eine solche Transformation zustande zu bringen und den Auslösemechanismus dieses Prozesses zu beschreiben. Dasselbe geschieht auch in der Kardiologie. Die Wissenschaftler behaupten, dass der Grund für Herz-Kreislauf-Erkrankungen hauptsächlich in der emotionalen und physischen Überlastung des Menschen liege und diese somit der Auslösemechanismus für Herzinfarkt sei. Und auch hier ist es bisher keinem Kardiologen gelungen, diese Behauptung experimentell zu beweisen oder auch nur glaubwürdig zu erklären, auf welche Art und Weise sich Stress in überlebensfähige Formen wandelt, die ebenfalls zum Tode führen. Theorien aber sind ohne Experimente tot, sie besitzen keinerlei wissenschaftlichen Wert. Mehr noch, solche Hypothesen sind sehr gefährlich für die praktische Anwendung, besonders in der Medizin: Denn auf der Grundlage falscher Theorien über die Natur der Krankheiten werden meistens falsche Behandlungsmethoden entwickelt. Als Ergebnis werden diese Krankheiten unheilbar. Letzteres wird durch die leidenschaftslose Statistik erhärtet: Die Sterblichkeit aufgrund von Herz-Kreislauf-Erkrankungen steht an erster Stelle, die aufgrund von Krebskrankheiten an zweiter. Diese Krankheiten, die schon seit einem Jahrhundert intensiv – aber leider erfolglos – erforscht werden, haben inzwischen den Charakter von Epidemien angenommen.

Beispielsweise sind 1995 nach offiziellen Angaben in Russland 270.000 Menschen an Krebs gestorben. Doch wurde auch der Tod von Hunderttausenden mitgezählt, die an Vorstadien des Krebses gestorben sind? Zu solchen gehören: Leberzirrhose, Nierenentzündung, Pneumonien, die keinen Tuberkulosecharakter haben, Bronchialasthma und andere unheilbare Krankheiten, deren Erreger auch nicht feststeht. Und weiter, wie kann man eine onkologische Erkrankung heilen, wenn nur traumatisierende Behandlungsmethoden angewandt werden, die die Immunkraft schwächen? In Russland beträgt der Anteil geheilter Patienten bei Krebs 30 Prozent. Doch unter „geheilt" verstehen die Onkologen diejenigen Menschen, die nach der medizinischen Behandlung fünf Jahre überlebt haben. Wie kann dieses Kriterium denn ernst genommen werden? Stellen Sie sich vor, der Patient hat nach der OP fünf Jahre überlebt und schmückt damit die Statistik. Was aber, wenn er zwei bis drei Monate später durch einen Rückfall derselben Krebskrankheit stirbt?! Dies ist besonders bitter, wenn er noch jung ist und so gerne weiter leben möchte … Außer Acht werden auch die Umstände gelassen, unter denen viele dieser „geheilten" Menschen leben: ohne Magen oder Lunge, ohne eine Niere oder Milz oder mit einem künstlichen Rohr an der Harnblase. Kann man das als vollwertiges Leben betrachten? Die Antwort muss sich jeder selbst geben.

Und dennoch ist von allen üblichen Behandlungsmethoden die chirurgische noch am meisten für den Körper annehmbar. Denn die vorangegangene Existenzperiode des Menschen war voller Kriege und Jagdverletzungen, die gewissermaßen ebenfalls chirurgischer Natur waren. Nach diesen Unfällen leckte der Mensch seine Verletzungen und heilte sie häufig mithilfe von Kräutertinkturen und Tees. Doch solche Methoden wie Bestrahlung und Chemotherapie sind ihm völlig fremd. Giftige Präparate und Immunosuppressiva unterdrücken besonders gnadenlos die natürlichen Schutzkräfte des Organismus. Dies geschieht absichtlich und bewusst! Warum solch harte Behandlungsmethoden angewandt werden, wird ersichtlich aus der Erklärung des Nobelpreisträgers Elias James Corey: „Die Taktik der Chemotherapie besteht gerade darin, den Organismus zu schwächen, und dieser wird seinerseits die Ernährung der Geschwulst schwächen, und der Patient wird leidend länger leben." Die Bestrahlung ist auch wenig effektiv, denn ihre schädlichen Auswirkungen übersteigen bei Weitem ihren Nutzen – wenn man die Desintegration des Tumors überhaupt als Nutzen erachten kann: Der Patient kann anstatt am Tumor an der Strahlenkrankheit sterben, an Darmdurchbruch oder an anderen Krankheitserscheinungen.

Wie wir sehen, fügen die Behandlungsmethoden, die in der offiziellen Onkologie als anerkannt gelten, den Betroffenen einen großen Schaden zu, denn sie richten sich nicht gegen die krankheitserregenden Mikroben, sondern gegen den menschlichen Körper und seine Abwehrkräfte.

In der Kardiologie sieht es nicht besser aus. In Russland sterben jährlich eine Million Menschen an Herz-Kreislauf-Erkrankungen und von tausend Neugeborenen wird bei jeweils acht ein Herzfehler diagnostiziert. Auch hier ist die Chirurgie von Gefäßen und Herz weit verbreitet. Die Hormontherapie, welche die Krankheitssymptome dämpft und die Schutzreaktionen des

Körpers unterdrückt, begünstigt die Verbreitung der Infektion und die weitere Entwicklung der Krankheit. Und die vielfältigen gefäßerweiternden, schmerzstillenden und den Patienten kurzfristig beruhigenden Mittel zwingen die Krankheit lediglich weiter in die Tiefen des Körpers. Deshalb hätten auch hier die Wissenschaftler eine Menge zu tun. Das Wichtigste wäre, den wahren Erreger der Herz-Kreislauf-Erkrankungen zu bestimmen und experimentell zu beweisen.

Was haben Krebs- und Herzkrankheiten gemeinsam?

Wir aber versuchen es jetzt theoretisch, indem wir die onkologischen und kardiologischen Krankheiten miteinander vergleichen. Denn als ich mich mit dem Krebsproblem befasste, fiel mir die seltsame Ähnlichkeit zwischen diesen beiden Krankheiten auf. Beide haben eine lange symptomfreie Periode. Sogar schon erkrankte Patienten bemerken ihre Leiden noch lange Zeit nicht; währenddessen sich im Körper Tumoren beziehungsweise Thromben bilden. Die jeweilige Krankheit wird entdeckt, wenn sie schon viel zu weit fortgeschritten ist: Chronische und akute Krankheiten werden festgestellt, Blutarmut und Immundepression entwickeln sich, der Organismus ist erschöpft. Von nicht geringer Bedeutung ist auch (wenn man berücksichtigt, dass eine Krankheit die Reaktion des Körpers auf einen Erreger ist) die Tatsache, dass Krebs recht häufig mit Herz-Kreislauf-Erkrankungen einhergeht. So etwas ist undenkbar bei Erkrankung an bekannten Infektionskrankheiten. Diese schließen sich gegenseitig aus. Doch die zahlreichen Opfer des Tschernobyl-Unfalls litten gleichzeitig an Krebs und Herz-Kreislauf-Krankheiten.

Auch was die Wirksamkeit der „Heilmethoden" angeht, weisen Krebs und Herz-Kreislauf-Erkrankungen Ähnlichkeiten auf. Während sie ein kurzfristiges Verschwinden der Symptome erreichen, verstärken die Mediziner die Krankheitsursache: Unter Todesgefahr oder als Ergebnis der Reizung durch die Präparate werden die Trichomonaden wesentlich aktiver, aggressiver und beweglicher und ihre Vermehrung steigt. Sie wandern durch den Körper, vermehren sich dabei und bilden neue Tumoren und Thromben.

Die Medizin ist aufgeteilt in einzelne, getrennte Bereiche, jedes Organ oder System wird von einem anderen Spezialisten behandelt. Doch für die Trichomonaden ist der menschliche Körper ein Gesamtterritorium, das sie erobern und in dem sie es sich gemütlich einrichten, um ihre Art zu erhalten. Die stabilste Existenzform ist eine Kolonie, also bilden sie Kolonien in den Organen und Geweben des Menschen. Und dann geben die Mediziner diesen Neubildungen je nach Standort andere Bezeichnungen: Krebs, Sarkom, Thrombus, Plaque. Bemerkenswert ist, dass im Unterschied zur blassrosa Farbe unserer Gewebe die Geschwülste und Thromben weißlich gefärbt sind. Ihre Farblosigkeit ist die „Farbe" der Parasiten, die ohne Sonneneinstrahlung im Dunkel des menschlichen Körpers leben. Natürlich werden einige Kardiologen daran erinnern, dass es auch rote Thromben gibt. Ja, das stimmt, doch es handelt sich dabei um junge Neubildungen und ihre rote Farbe ist durch das Hämoglobin der von den Trichomonaden aufgenommenen roten Blutkörperchen bedingt. Mit der Zeit, nachdem das Hämoglobin verdaut ist, werden die Parasiten erblassen und so werden auch die Thromben eine weißliche Farbe annehmen.

Es ist auch bekannt, dass an dem Ort, wo die Geschwulst entfernt wurde, häufig eine neue, bösartigere entsteht. Deshalb entfernen Onkologen oft zum Beispiel bei Frauen die gesamte Brust. Etwas

Ähnliches geschieht auch nach der Operation an Blutgefäßen: Anstelle der alten Thromben entstehen neue. Wenn aber ein Teil der Vene entfernt wird, bilden sich in den benachbarten Bereichen des Blutgefäßes ebenfalls neue Thromben. Als Beispiel möchte ich einen Kardiologiepatienten erwähnen – ein Offizier hohen Ranges. Zuerst wurde er im Ausland wegen einer Thrombose in den Beinvenen operiert. Ein halbes Jahr später gab es einen Rückfall und der Patient wurde in das Krasnogorsker Spital eingeliefert, wo er lange und ohne Erfolg behandelt wurde. Ein Jahr später wurde ihm das Bein amputiert – so verlor dieser Mann in friedlichen Zeiten sein Bein und wurde zum Invaliden. Als Ergebnis wurde die Laufbahn eines vielversprechenden Offiziers abgebrochen, und der Staat ist gezwungen, bis zum Ende seiner Tage eine Behindertenrente zu zahlen.

Ein ähnliches Ende traf auch eine mir bekannte Krebspatientin, wenn sich die Ereignisse hier auch nach einem anderen Szenario entwickelten. Als ich 1993 auf der vergeblichen Suche nach einem Labor für meine Forschungsarbeit und nach Sponsoren war, wurde mir ein Abteilungsleiter eines soliden Forschungsinstituts genannt. Ich rief ihn an, erzählte von meiner Theorie einer parasitären Entstehung von Krankheiten und versuchte, ihn für die Durchführung von Experimenten zu gewinnen. Mir wurde vorgeschlagen, nach einer bestimmten Zeit erneut anzurufen, doch am vereinbarten Tag fand das Gespräch nicht statt. Ich deutete das als Ablehnung der Zusammenarbeit. Ein Jahr später, als man mir erneut dieses Institut empfahl, rief ich noch einmal an. Und war äußerst überrascht über die veränderte Einstellung mir selbst und unserem Gesprächsthema gegenüber.

Später erfuhr ich, dass im Laufe dieses Jahres in der Familie des Wissenschaftlers ein Unglück passiert war: Seine Frau war an Krebs erkrankt und ihr Tumor wurde mit irgendwelchen absolut neuen, erst kürzlich in der onkologischen Praxis eingeführten und deshalb besonders vielversprechenden Strahlen behandelt. Später, bei unserem persönlichen Gespräch im Institut, erklärte ich, dass in diesem Falle sicherlich nicht nur seine Frau, sondern auch er selbst, ja wir alle Trichomonadenträger seien, das heißt potenzielle Patienten der Onkologie oder Kardiologie. Deshalb müsse die Behandlung darauf gerichtet sein, den Krankheitserreger zu vernichten. Die weiteren Ereignisse haben – leider – die Richtigkeit meiner Aussage bestätigt. Ich muss an dieser Stelle sagen, dass ich einen guten Familienvater und liebenden Ehemann vor mir sah, und dieser erste Eindruck wurde beim näheren Kennenlernen bestätigt. Wenn er von Anfang an nicht ablehnend reagiert, sondern sich mit der parasitären Natur der Krankheiten näher befasst hätte, dann hätte er möglicherweise schon früher beschlossen, sich energisch für die Gesundung seiner Frau und die Erhaltung seiner eigenen Gesundheit einzusetzen und vorbeugende Maßnahmen zu ergreifen.

Doch er entschied, den von den Onkologen angebotenen Weg zu gehen, und vertraute seine Frau den „Mühen" fremder Menschen an. Man hatte ihm damit Hoffnung gemacht, seine Frau würde mit irgendwelchen besonderen Strahlen behandelt, die ihr helfen würden. Also vertraute er den Ärzten und ihren wunderbaren Mitteln. Doch es kam anders. Leider sind auch unsere Verhandlungen über die Durchführung von Laborversuchen bezüglich der Herstellung und Erprobung einer Ultraschallanlage in Tierversuchen ins Leere gelaufen, denn zuerst konnte ich keinen Sponsor finden und dann starb der Mann mit den „goldenen Händen", der Meister, der diese Anlage bauen sollte.

Deshalb habe ich erst ein halbes Jahr später erfahren, dass sich bei der Krebspatientin nach der Bestrahlung eine starke Thrombose entwickelt hatte. Da sind wohl die Trichomonaden, die sich in der Geschwulst im zystoiden Stadium befanden, durch die Bestrahlung aus ihrem „Schlaf" geweckt und in das aggressive amöboide

Stadium transformiert worden. Sie haben sich durch die Blutbahnen im gesamten Körper verteilt und immer wieder neue Kolonien gebildet, darunter auch in den Beinvenen. Einige Zeit später wurde dieser Frau ein Bein amputiert. Dieses traurige Beispiel zeigt uns anschaulich in der Praxis, wie die Transformation der Tumorzellen in Thromben geschieht und wie onkologische Krankheiten in kardiologische umgewandelt werden. Dies kann in einem Labor leicht nachvollzogen werden, um die Richtigkeit unserer eben gemachten Schlussfolgerungen zu überprüfen. Es ist wichtig, die Wissenschaftler an die Dringlichkeit dieser Forschungen zu erinnern. Denn auch ihnen kann ähnliches Leid zustoßen. Lassen Sie uns doch etwas dafür tun, um solch tragische Überraschungen zu vermeiden!

Trichomonaden als Erreger von Krebs- und Herzerkrankungen

Diese kurze vergleichende Analyse onkologischer und kardiologischer Erkrankungen zeigte ihre Ähnlichkeit. Das ließ mich die These aufstellen: Beide Krankheiten werden von einem Erreger verursacht – der Trichomonade. Doch um diese These zu bekräftigen, ist es notwendig, Untersuchungen in hämatologischen und kardiologischen Forschungsinstituten durchzuführen, und auf offizieller Ebene zu bestätigen: Trichomonaden leben im Blut, im Herzen und in den Gefäßwänden der Blutbahnen; Thromben und Plaques bestehen aus Trichomonaden. Das Vorhandensein von Trichomonaden im Blut wurde schon vor langer Zeit durch russische Parasitologen beschrieben. Zusätzlich wurde es durch meine zahlreichen Mikroskop-Blutbilder bestätigt. Dennoch warten diese und noch andere Themen darauf, dass ihre Zeit kommt. Es bleibt zu hoffen, dass in den oben erwähnten Forschungsinstituten künftig Stämme von Thromben oder Plaques gelagert werden, so wie in der Onkologie bereits Banken mit Tumor-stämmen existieren, und dass die lange schon geplanten und gereiften Experimente ausgeführt werden. Dies wird eine neue Epoche in der Medizin einleiten.

Infarkt – Krebs im Herzen

„Der Prophet im eigenen Land gilt nicht viel!" – mit dieser Phrase möchte ich dieses Kapitel beginnen. Praktisch alle wissen, dass die Sterblichkeit der an Herz-Kreislauf-Erkrankungen Leidenden schon lange an erster Stelle steht und weiter an Tempo gewinnt. Wie viele aber wissen, dass bereits 1989 der Erreger dieser Krankheiten entdeckt wurde? Nicht sehr viele. Doch die Anerkennung der Ansteckbarkeit dieser Krankheit Nummer eins ist ein Schlüssel, der den Weg zur Lösung dieses scheinbar unlösbaren Problems bedeutet. Heute sind Kardiologen der Meinung, dass die Hauptursache der Erkrankungen des Blutgefäßsystems in dessen Belastung liegt. Doch wie soll man den Menschen von Sorgen und physischen Belastungen fernhalten? Es handelt sich bei ihm ja nicht um eine erkaltete, seelenlose Mumie, sondern um ein vollständiges Wesen, die Krönung der Schöpfung, welches mit Gefühlen und Intellekt, Kraft und Schönheit beschenkt wurde. Laut Behauptung der Medizin aber werden die Menschen, wenn sie weiterhin emotionalen und physischen Belastungen ausgesetzt sein werden, auch künftig von Herzinfarkten heimgesucht …

Wie soll man dann aber die folgenden zwei Tatsachen erklären? Erstens, warum sind zu Beginn des 20. Jahrhunderts um Dimensionen weniger Menschen an dieser Krankheit gestorben als heute? Waren sie damals weniger sensibel oder haben sie weniger gearbeitet? Natürlich nicht! Man denke nur an die tragischen Fälle, in denen die Damen im 19. Jahrhundert vor Gefühlsüberfluss und aus ungeteilter Liebe in den See oder vor den fahrenden Zug sprangen, jedoch nicht an Herzinfarkt starben. Heute aber, in unserer harten Zeit, hat man verlernt, so zu lieben, doch der Herzinfarkt ist Krankheit Nummer eins geworden. Ein anderes Beispiel hierfür sind unsere Arbeits- und Kriegsveteranen, die in Handarbeit, mit Schaufel und Schubkarre, riesige Bewässerungskanäle und Industriegiganten bauten, mit dem Gewehr in der Hand das Vaterland verteidigten und dabei weit größeren Stresssituationen ausgesetzt waren.

Und zweitens, die meisten von uns denken bei dem Begriff Infarkt an einen Herzinfarkt. Aber es gibt ja auch den Infarkt in der Milz, in den Lungen und auch in anderen Organen, die man schwer mit emotionaler Belastung beziehungsweise mit physischer Überlastung in Verbindung bringen kann. Die Antworten auf diese Fragen kann man bekommen, wenn man die Sache aus der Sicht der Trichomonaden-Ätiologie der Herz-Kreislauf-Erkrankungen betrachtet. Demnach ist der Erreger dieser unheilbaren Krankheiten der einzellige Parasit Trichomonade (Flagellat) – der Verursacher von Thrombosen und anderen Krankheiten des Herz-Kreislauf-Systems.

Was sind eigentlich Trichomonaden?

Der Einzeller Trichomonade ist ein parasitierendes Geißeltierchen der Unterklasse der Flagellaten. Die Trichomonade gehört zur Familie Trichomonadidae, Ordnung Polymastigina, und kommt in drei verschiedenen Existenzstadien vor: begeißeltes Stadium, amöboides und zystoides Stadium sowie einer Vielzahl von Übergangsformen. Letzteres erklärt sich dadurch, dass die

Trichomonade ein sich ungeschlechtlich fortpflanzender (agamer) Parasit ist und bei jeder Teilung ein neuer Organismus und eine Zelle, ein Individuum und eine Art entsteht. Darin liegt der Grund ihrer Unkenntlichkeit und der großen Vielfältigkeit der Kolonienbildungen.

In der Natur sind über 100 Arten von Trichomonaden bekannt. Sie sind weit verbreitet unter Wild- und Haustieren, Vögeln, Kaltblütern – Amphibien und Kriechtieren. Im menschlichen Organismus sind drei Arten von Trichomonaden bekannt: die Mundhöhlen-, die Darm- und die Vaginaltrichomonade. Diese Trichomonaden bilden keine Zysten, das heißt feste Schutzhüllen, noch nicht einmal unter ungünstigen Bedingungen, sie haben sich aber sehr gut an die Existenz im immunen Organismus angepasst. Einmal in ihn eingedrungen, verlassen sie ihren Wirt bis zu seinem Tode nicht mehr.

Erstmals wurde die Trichomonade 1836 im Scheidensekret von Frauen durch den französischen Anatom Donné entdeckt. Lange Zeit galt die Trichomonade als harmloser Saprophyt, der sich von Bakterien und Resten abgestorbener Zellen ernährt. 1870 beschrieb I. Lasarewitsch zum ersten Mal das klinische Bild eines entzündlichen Prozesses des Gebärmutterhalses und wies auf die Wirkung lokaler entzündlicher Veränderungen im Gewebe auf den Gesamtzustand des Organismus hin. Und erst 1916 hat Höhne aufgrund klinischer Angaben auf die krankheitserregende Bedeutung der Trichomonade hingewiesen. In der ersten Hälfte des 20. Jahrhunderts stellten sowjetische Wissenschaftler fest, dass die vaginale Trichomonade nicht nur auf der Schleimhaut der Vagina anzutreffen ist, sondern auch in Geschwüren sowie in der männlichen Prostata und in 37 % der Fälle auch im Blut gefunden wird.

Untersuchungen an Frauen, die von Medizinern unseres Landes in den 70er-Jahren durchgeführt wurden, haben ergeben, dass die

Häufigkeit der Geschlechtstrichomoniasis unter Gebärenden ungefähr 34 % und bei Wöchnerinnen 35 % betrug. Darunter gelangten in 51 % der Fälle Trichomonaden in die Gebärmutter. Bei Neugeborenen wurden in den ersten beiden Tagen nach ihrer Geburt in großer Anzahl Trichomonaden im Geschlechtsbereich und im Enddarm festgestellt. Der Gesamtbefall der untersuchten Frauen mit Harnröhrenentzündung betrug 67 %, bei Männern 40 %, bei Mädchen über 9 %. Untersuchungen an Tieren, die zur gleichen Zeit durchgeführt wurden, haben ergeben: Die experimentelle Infizierung von Versuchstieren mit der vaginalen Trichomonade des Menschen kann in Abhängigkeit von der Dosis und der Fähigkeit des Parasiten, Krankheiten hervorzurufen, entweder den Tod des Tieres oder den zerstörenden Befall mehrerer innerer Organe und Lymphknoten auslösen, obwohl die Injektion einmalig und nur an einer Stelle erfolgte – unter die Bauchhaut –, oder sie löst ausgeprägte Bindegewebeverwachsungen aus. Letztere wurden leider nicht mit der ähnlichen Reaktion des Organismus auf das Wachstum von Tumoren gleichgesetzt.

Die Darmtrichomonade wurde erstmals von Venion im Jahre 1926 entdeckt. Dieser Parasit kann nacheinander bis zu drei rote Blutkörperchen verschlingen, sowohl im Organismus des Wirts als auch in Kulturen. Es wurde festgestellt, dass die Darmtrichomonade verschiedene Erkrankungen auslöst: Hämokolitis, Kolitis, Enterokolitis, Cholezystitis. Dabei entstehen im Darmtrakt Ödeme, Erosionen, Polypen, Geschwüre. Letztere wurden leider nicht als Vorstadium von Krebs identifiziert. Bei Patienten, die mit der Trichomonade infiziert waren, wurden, wie auch bei Krebskranken, blasse Haut und Schleimhaut, deutliche Gewichtsabnahme, Anämie, Verminderung der Widerstandskraft des Organismus und der Arbeitsfähigkeit diagnostiziert.

Die Mundhöhlentrichomonade ist weniger gut untersucht worden. Sie wird häufig in der Mundhöhle und in den Atemwegen gefunden: Man stößt auf sie in den Mandeln, in den Zahnfleischtaschen, im Auswurf, in entzündeten Lungenbereichen sowie in der Bindehaut der Augen und im Blut. Die Untersuchung von Patienten mit eitrigen Krankheiten und bösartigen Neubildungen in den Lungen ergab das Vorhandensein von begeißelten Trichomonaden bei einem Teil der Patienten. Bei der ebenfalls in den 70er-Jahren gemachten Untersuchung von Mundhöhlen einer großen Gruppe von Menschen wurden bei 49 % der Patienten Trichomonaden im Inhalt der Zahnfleischtaschen festgestellt.

Die Erforschung der Trichomoniasis bei Haustieren ergab, dass sie schwere Erkrankungen wie Lähmung, Magen-Darm-Entzündung, Erkrankungen der Fußgelenke, Veränderungen im Gewebe der Leber und anderer Organe auslöst und außerdem die Ursache für Unfruchtbarkeit und Fehlgeburten ist.

All diese statistischen Daten sind stark reduziert, sie geben kein vollständiges Bild wieder, da Parasiten in flüssigen Präparaten unter dem Mikroskop vorrangig anhand der Beweglichkeit und in fixierten Präparaten durch die Existenz von Geißeln und einem Kern entdeckt werden. Die Trichomonaden aber wechseln unter der Einwirkung des Immunsystems, der Veränderung in der Ernährungsweise, der angewandten Medikamente und bei anderen für sie ungünstigen Bedingungen in die zystoide und amöboide, unbegeißelte Formen. Dann wird es schwer, sie von Lymphozyten und Zellorganellen zu unterscheiden. Deshalb werden sie nicht immer entdeckt, auch wenn sie vorhanden sind.

Von den drei Trichomonadenarten sind die Mundhöhlentrichomonaden am weitesten verbreitet. Die bekanntesten Beispiele für die klinische Erscheinung der krankheitserregenden Auswirkung dieses Parasiten sind Parodontosen und Zahnkaries. Die Mundhöhlentrichomonade ist aber am wenigsten aggressiv und krankheitserregend. Forschungen mit Versuchsmäusen ergaben, dass nach der Injektion von 4 Millionen vaginalen Trichomonaden des Menschen in die Bauchhöhle der Mäuse ähnliche pathologische Zerstörungen innerer Organe stattfinden, wie sie bei der Übertragung von 25 Millionen Darmtrichomonaden oder 100 Millionen Mundhöhlentrichomonaden beobachtet werden.

Möglicherweise ist das der Grund dafür, dass Parasitologen bei ihren Forschungen gerade der vaginalen Trichomonade – der größten, aktivsten und krankheitserregenden ihrer Art – besondere Aufmerksamkeit widmeten. In den 60er-Jahren wurde viel mit ihr experimentiert, wurden Diplom- und Doktorarbeiten zu diesem Thema geschrieben. Die Wissenschaftler waren sich nicht einig: Die einen hielten den Parasiten für harmlos, ja sogar nützlich, denn Trichomonaden verschlingen Bakterien. Andere hielten sie für gesundheitsschädlich. Die Mehrheit aber war davon überzeugt, dass die einzige von der Trichomonade verursachte Krankheit eine lokale Erkrankung der Geschlechtsorgane ist.

Der Glaube an die Unschädlichkeit von Trichomonaden für die Gesundheit des Menschen erwies sich als doppelter Bumerang: In einer Zeit der Entstehung und Behauptung junger Wissenschaften – Genetik, Virologie und Immunologie – wurden die Themen abgehakt und Forschungen über einzellige Parasiten für beendet erklärt. Dies betraf auch die Trichomonaden; die Experten wurden in anderen Fachgebieten eingesetzt. Die Trichomonade aber zeigte – nachdem sie ohne medizinische „Überwachung" zurückgelassen wurde – in aller Deutlichkeit, dass die Trichomoniasis nur das erste Stadium verschiedener ernsthafter Erkrankungen, darunter auch der des Herz-Kreislauf-Systems, ist.

Das war ein großer Fehler der Medizin in den 70er-Jahren. Allein die Tatsache, dass die Trichomonade in geschlossenen Blutbahnen entdeckt wurde, hätte die Wissenschaftler zur Vorsicht mahnen müssen. Denn die Sterilität des Blutes ist eine in der Schulmedizin immer noch weit verbreitete Lehrmeinung (2002). Dazu kommt, dass die Trichomonade der einzige Einzeller ist, der in den Geschlechtsorganen des Menschen existieren kann. Wenn sie bei Tieren Unfruchtbarkeit und Fehlgeburten verursacht, kann sie sich folglich auch beim Menschen auf die Fruchtbarkeit auswirken. All das sind ernsthafte Gründe und Voraussetzungen dafür, die experimentelle Erforschung der Trichomonade in allen Stadien ihrer krankheitserregenden Einwirkung auf den Menschen, seine Gesundheit, Lebensdauer und Reproduktion wieder aufzunehmen.

Mithilfe eines das Gewebe auflockernden Enzyms, der Hyaluronidase, können Trichomonaden in die Organe und durch Gefäßwände in das Blut und in die Lymphe gelangen. Die Parasiten haben, da sie gleichzeitig in verschiedenen Existenzstadien vorhanden sind, auch unterschiedliche antigene Eigenschaften. Außerdem sind sie in der Lage, die desorientierenden Antigene abzuschälen sowie auf ihrer Oberfläche Antigene abzusondern, die mit den Antigenen der menschlichen Gewebe identisch sind. All das irritiert das Immunsystem und schwächt die Angriffe gegen die Parasiten ab, was die Trichomonaden unanfechtbar macht.

Der Parasit kann sich nur in einem solchen Organismus erfolgreich entwickeln, in dem eine bestimmte Konstellation der für sein Eindringen, seine Entwicklung und Vermehrung notwendigen Bedingungen herrscht. In Bezug auf alle diese Merkmale ist der Mensch der ideale Wirt für die Trichomonade. Die Infizierung mit der Trichomonade erfolgt meist über den Mund, den Mastdarm oder die Geschlechtsorgane; dort erhält sie alle für ihre Entwicklung und Vermehrung notwendigen Stoffe. Denn die wichtigste Energiequelle der Parasiten ist die Glykolyse, das heißt, die Zersetzung von Kohlenhydraten ohne Sauerstoff, was übrigens auch das kennzeichnende Merkmal von Tumorzellen im Gegensatz zu normalen Zellen ist. Die Trichomonade findet ihre Nährstoffe im Mund in Form von Zucker und pflanzlicher Stärke, in der Vagina in Form von Glykogen – tierischer Stärke. Sie benötigt Cholesterin, Steroide und Hormone zur Selbstbefruchtung und für das Wachstum – diese sind reichlich in fetthaltigen Speisen, im Blutserum und in den Geschlechtsdrüsen des Menschen vorhanden. Geschickt umgeht die Trichomonade die Abwehrkräfte des Körpers und gelangt in sein tiefstes Inneres – dabei benutzt sie ihren Wirt, indem sie sich die für sie wichtigen Stoffe einverleibt, und vergiftet ihren Wirt mit toxischen Stoffwechselendprodukten und zersetzenden Enzymen.

Die verschiedenen Entwicklungszyklen, die Massenvermehrung, die Lokalisierung und Aktivierung der Parasiten in bestimmten Teilen des Körpers laufen innerhalb des Tages- und Nachtrhythmus in genauer Übereinstimmung mit dem Tagesrhythmus des Wirts ab. Außerdem können Trichomonaden, die den Menschen bevölkern, verschiedene Virulenz und Pathogenität besitzen. Die Virulenz ist die Fähigkeit zu infizieren, indem man die Abwehrkräfte des Organismus überwindet, und sich zu vermehren, den Wirt zu kolonisieren. Pathogenität ist die Fähigkeit, eine Erkrankung hervorzurufen, das heißt eine gesundheitsschädigende Wirkung zu erzeugen und den menschlichen Organismus so umzubauen, wie es für die Existenz und Vermehrung des Parasiten notwendig ist.

Die für Trichomonaden charakteristische Fähigkeit, das ruhende zystoide Stadium zu bilden, erleichtert es ihr, ungünstige Existenzperioden zu überleben, und erhöht die Infektionswahrscheinlichkeit eines anderen Menschen. Und das schnelle Tempo der Vermehrung der Einzeller ist eine weitere Garantie für die Überlebensfähigkeit, denn die Parasiten benötigen zu ihrer Arterhaltung die verstärkte Vermehrung. Dies wird unter anderem durch die ungeschlechtliche Vermehrung begünstigt.

Das Leben ist, wie wir wissen, nicht nur eine Methode zur Existenz von Eiweißkörpern, sondern auch ein Kampf ums Dasein. In der Natur wird dieser Kampf durch Konfrontation zwischen Raubtieren und ihren Opfern, zwischen Parasiten und ihrem Wirt ausgetragen. Und wenn im ersten Fall das Raubtier oft den Sieg davonträgt, sind es im zweiten nicht selten die Parasiten. Das krasseste Beispiel hierfür ist der Antagonismus Mensch–Trichomonade. Die erdrückende Statistik der letzten Jahre zeigt, dass der Mensch in dieser Schlacht verliert: Die Sterblichkeit dominiert hierzulande über die Geburtenrate. Auf welche Art es den Einzellern gelingt, den Menschen – die Krönung der Schöpfung – zu besiegen, darüber soll im Weiteren die Rede sein. An dieser Stelle möchte ich nur eines sagen: Mit dem Erwerb des Intellekts verlor der Mensch den Selbsterhaltungsinstinkt, und das machte sich die winzige Trichomonade zunutze. Ja, in ihren Ausmaßen ist die Trichomonade wirklich winzig: 3 bis 30 µm. Dafür ist sie aber groß in ihrer Anzahl und in der Erfahrung des Überlebens sowie der Siege über Vielzeller.

Der Verlauf der Trichomonadeninfektion

Der Prozess des Trichomonadenbefalls läuft folgendermaßen ab: In den meisten Fällen erfolgt die erste Infektion des Menschen durch Trichomonaden im Mutterleib. In der zweiten Schwangerschaftshälfte geschieht sie durch Verschlucken des Fruchtwassers, in dem Trichomonaden enthalten sind. Dazu kommt, dass die Parasiten auch selbst leicht in die Embryonen gelangen können, und zwar durch den Dickdarm und die Geschlechtsorgane. Eine Infektion kann auch während der Geburt stattfinden, wenn die Mutter Trichomonadenträgerin ist. Später wird der Säugling infiziert, wenn der Schnuller von der Mutter abgelutscht wird, durch gemeinsam benutztes Geschirr und durch andere Gegenstände im Haushalt. Somit verläuft einer der wahrscheinlichen Infektionswege noch während der Säuglingsperiode über die Mundhöhle.

Nachdem sie durch die Atemwege in die Lungen gelangen, wandern die Trichomonaden mithilfe des gewebeauflockernden Enzyms Hyaluronidase weiter ins Blut. Die krankheitserregende Fähigkeit der Mundhöhlentrichomonade und ihre Gewebeinvasivität ist geringer als die der Darm- oder Vaginaltrichomonade. Mithilfe von Fibronektin kleben sie an den Gefäßwänden an für sie günstigen Stellen. Danach gelangen sie mithilfe derselben Hyaluronidase in die Gefäßwand. Da sie für das Wachstum Cholesterin benötigt, gewinnt die Trichomonade dieses mittels Aufnahme (Phagozytose) von Zellen oder indem sie das Cholesterin aus der sie umgebenden Umwelt synthetisiert. Sie verstoffwechselt die Lipide und erzeugt die für Kardiologen rätselhaften Lipideinlagerungen. Diese Lipide sind nicht nur Nahrungsreserven für die Trichomonaden, sondern auch ein sicherer Schutz vor den Abwehrkräften des Körpers. Die von den Parasiten produzierten Sterole bilden einen weiterer Schutz: Indem sie in die weißen Blutkörperchen gelangen, senken sie zuerst deren Verdauungsfähigkeit und zerstören sie dann. Nachdem sich die geißellosen Trichomonaden an der Gefäßwand niedergelassen und den sesshaften Lebenswandel angenommen haben, fangen sie an, sich verstärkt zu vermehren. Das Ergebnis ist eine Verdickung der innersten Haut der Gefäße und die Verengung des Gefäßdurchmessers. Der Bedarf an ständiger Zufuhr von Nährstoffen und Abfuhr der giftigen Stoffwechselprodukte zwingt die Trichomonaden dazu, ihre Vermehrung immer weiter in den Gefäßhohlraum zu verschieben. Am Anfang sind es kleine Knoten mit Vermehrungszentren weißlicher Farbe, danach wachsen sie zu größeren Thromben heran.

Wenn die Abwehrkraft des Körpers noch stark ist, siegt der Organismus, und es erfolgt die „rückwärtige Entwicklung" der Lipidflecken. Wenn aber die Parasiten den Sieg erringen, wachsen die einzelnen Thromben durch periphere Vermehrung im Umfang und verschmelzen mit den benachbarten Thromben zu Plaques. Dabei entstehen innerhalb der Plaques gewundene Kollateralen und Blutkanäle, deren „Wände" aus Trichomonaden bestehen. Als Folge der weiteren Vermehrung der Trichomonaden vergrößern sich die Plaques nicht nur, sondern verfestigen sich auch, weil die Trichomonaden in den Gefäßhohlraum und in die Kollateralen eindringen. In solchen Fällen endet die Abfuhr der toxischen Produkte ihres Stoffwechsels durch das Blut. Die Ansammlung von Giftstoffen innerhalb der Plaques führt dazu, dass die Vermehrung der Parasiten stoppt und sie teilweise absterben, wobei erneut Giftstoffe freigesetzt werden. Deren Anhäufung führt zu einem Durchbruch der Plaques (Hämorrhagie), die Toxine werden ins Blut geschwemmt und vergiften dieses.

Durch ihre aktive Vermehrung erobern Trichomonaden unaufhörlich neue Bereiche in den Gefäßwänden, verstärken sie, lösen die Gefäßwandzellen auf und ersetzen diese. Dies senkt die Durchlässigkeit, die Elastizität und die Fähigkeit der Gefäßwände, sich zu erweitern. So entsteht auf Kosten der Verengung der Blutbahn und Verringerung ihrer Gefäßerweiterungsreserve Bluthochdruck. Das Auflösen und Zerstören der Blut- und Gewebezellen durch Gifte, das Absondern von toxischen Substanzen wie Säuren und „schlechtem" Cholesterin ins Blut sind die Ursachen der Anämie, des Sauerstoffmangels und der Cholesterinämie.

Parallel zur Entwicklung der Arteriosklerose und Thrombose der Gefäße verläuft der Trichomonadenbefall des Herzens. Parasiten ersetzen Zellen im Herzgewebe, vermehren sich, bilden Kolonien. Dies äußert sich in Herzischämie und übermäßiger Vergrößerung des Herzmuskels sowie in Verstopfung der Herzgefäße. Die darauf folgende Verringerung der Kontraktionsfähigkeit des Herzmuskels, der Infarkt, der Durchbruch der Herzwand (Ruptur) und andere Krankheitserscheinungen – all das ist das Ergebnis der Lebenstätigkeit der Trichomonaden. Die Entwicklung der Herz-Kreislauf-Erkrankungen wird durch klinische Erscheinungen begleitet, die nicht nur durch die Gefäßverengung und den Elastizitätsverlust der Gefäßwände und die Verringerung der Kontraktionsfähigkeit des Herzmuskels bedingt sind, sondern auch durch die beginnende Vergiftung des Organismus durch toxische Abfallstoffe der Parasiten, Befall der Blutproduktionsorgane und des Nervensystems, Schädigung der zellulären und die Körperflüssigkeiten betreffenden Immunität. Somit entstehen vor dem Hintergrund einer steigenden Schwächung des Organismus akute und chronische Krankheiten des Herz-Kreislauf-Systems: Hypertonie, Hypotonie, Arteriosklerose, Thrombose, Herzarrhythmie, ischämische Herzkrankheit, Herzmuskelinfarkt und viele andere. Diese werden noch durch sekundäre Faktoren „begünstigt": emotionale und physische Überlastung, üppige (cholesterinreiche) Ernährung, bewegungsarmer Lebenswandel, gesundheitsschädigende Gewohnheiten (zum Beispiel Rauchen) und andere negative Faktoren. Beispielsweise verstärken eine cholesterinreiche Ernährung und zu wenig Bewegung den Prozess der Anämie und Mangelversorgung im Organismus. Die Steigerung des Blutflusses bei geringem Gefäßerweiterungspotenzial und Geschwürbildung in den Gefäßwänden können zu Rissen und zu einem Blutaustritt führen. Die Ablösung eines Thrombus und die Verstopfung der verengten, unelastischen Stelle im Gefäß kann zum Infarkt führen, und eine Ansammlung der Giftstoffe, die bei der Vermehrung von Trichomonaden entstehen, sowie die abgebrochene Abfuhr von Giftstoffen zur Herzruptur.

Die symptomatische Behandlung von Herz-Kreislauf-Erkrankungen, wie sie in der Kardiologie üblich ist, schließt schmerzstillende plus gefäßerweiternde Mittel, operative Eingriffe am Herzen und an den Gefäßen ein. Diese Behandlung heilt den Patienten nicht, sondern lindert nur die Symptome und bringt somit eine vorübergehende Besserung des Zustands mit sich. Dabei ist der Patient selbst nicht am Prozess der eigenen Gesundung beteiligt, er ändert weder seinen gesundheitsschädigenden Lebenswandel, noch gibt er die gefährlichen Gewohnheiten auf. Damit begünstigt er die weitere Verstärkung der Lebenstätigkeit und Vermehrung der Trichomonaden und ihrer begleitenden pathogenen Infektion. Im Ergebnis werden die pathogenen Prozesse mit der Zeit verstärkt und die Erkrankung nimmt einen allgemeinen Charakter an, wird unumkehrbar mit absehbarem tödlichem Ausgang.

Lassen wir noch einmal Michail Dmitruk zu Wort kommen:

Die Experimente von Tamara Lebedewa

Sensationelle Untersuchungen führte Tamara Lebedewa im Sommer 1994 in einer der besten Kliniken Moskaus durch. Zuerst machte sie eine vergleichende Analyse des Blutes, das onkologischen und kardiologischen Patienten entnommen wurde. Für die Kontrolle benötigte sie das Blut eines praktisch gesunden Menschen – die Forscherin nahm ihr eigenes. Unter dem Mikroskop war zu sehen, dass im gesunden Blut die meisten roten Blutkörperchen die Form von Scheiben mit einem leuchtenden Reif und einer Aufhellung im Zentrum haben. Sie gleichen einer bikonkaven Linse aus buntem Glas: in der Mitte wesentlich dünner als am Rand. Diese gesunden Dünnen unterschieden sich erstaunlich von den kranken Dicken: Rote Blutkörperchen onkologischer und kardiologischer Patienten erinnerten an bikonvexe Linsen; in ihrem Zentrum war keine Aufhellung zu sehen, sondern im Gegenteil, das Zentrum war dunkler als die Ränder. Doch nicht genug, die geschwollenen Blutkörperchen verklumpten, bildeten Kolonien und Ketten. Die Forscherin vermutete: Diese kranken Zellen verhaken sich ineinander, um gemeinsam den toxischen Stoffen zu entgehen, die von den im Menschen parasitierenden einzelligen Lebewesen – den Trichomonaden – abgesondert werden. Indem sie sich aneinander schmiegen, verringern die roten Blutkörperchen ihre Gesamtoberfläche, auf die die Gifte im Blutserum gelangen.

Doch andere Wissenschaftler glauben, dass das Verhaken der roten Blutkörperchen auch eine physische Ursache hat. So hat der bekannte Kernphysiker Iwan Filimonenko gezeigt, dass während der radioaktiven Bestrahlung Teilchen höherer Energie die Blutzellen bombardieren, indem sie die Elektronen von ihnen abspalten. Gesunde rote Blutkörperchen sind gleich geladen und werden voneinander abgestoßen. Die bestrahlten aber verlieren ihre Ladung und kleben deshalb leicht aneinander. Die verklumpten Blutkörperchen können nicht in die Kapillaren gelangen – es entsteht eine vegetativzirkulatorische Störung des normalen Spannungszustandes der Gefäße. Und eine starke radioaktive Bestrahlung zerstört die Blutzellen gänzlich. Das verursacht die Zivilisationsleiden: Herz-Kreislauf-Krankheiten, Krebs, Diabetes und andere.

Die Untersuchungen von Tamara Lebedewa zeigten: Eine große Dosis der radioaktiven Bestrahlung, die für menschliche Zellen tödlich ist, wirkt wie ein Stimulator auf Tumorzellen und Trichomonaden: Ein Teil der Parasiten wechselt zur amöboiden und zur begeißelten Form, sie werden beweglich, aggressiv und vermehren sich stürmisch. Im menschlichen Organismus fressen Parasiten die roten Blutkörperchen, und die giftigen Stoffe schwächen und töten sogar ihre Feinde – die weißen Blutkörperchen, was Blutkrebs verursacht.

Wie wir sehen, ergänzen die Erklärungen von Filimonenko und Lebedewa einander: Trichomonaden sind Erreger von Zivilisationskrankheiten, der Schaden aber, den diese Parasiten bei Blutzellen verursachen, erhöht sich drastisch infolge radioaktiver Bestrahlung.

Lassen Sie uns jedoch zu den Experimenten in der Klinik zurückkehren. Im Blut der onkologischen und kardiologischen Patienten waren die roten Blutkörperchen offensichtlich ungesund und verhielten sich unnatürlich. Sie schienen vor Hunger anzuschwellen und verhakten sich aus irgendwelchen Gründen zu Ketten, auch Geldrollen genannt. Lebedewa wusste, dass Trichomonaden schuld daran waren. Wie aber soll man die Mediziner davon überzeugen, dass ein Teil der Zellen, die den Lymphozyten ähneln und „klein" und „apathisch" genannt werden, in Wirklichkeit Trichomonaden sind? Wie soll man beweisen, dass die entdeckten Zellen tatsächlich Parasiten sind? Man könnte sie in ein Medium setzen, in dem sich Trichomonaden schnell vermehren und in das amöboide sowie das begeißelte Stadium übergehen. Doch unter dem Mikroskop war Blut, das in einer dünnen Schicht auf den Glasträger aufgetragen war, fixiert und gefärbt. Alle Zellen darin waren tot und zur Vermehrung ungeeignet. Für weitere Experimente benötigte man frisches venöses Blut von onkologischen und kardiologischen Patienten. Das aber wurde Tamara Lebedewa leider verwehrt.

Der Parasit legt seine Maske ab

Doch sie ist kein Mensch, der einfach aufgibt. Unter den Mitarbeitern des Krankenhauses überzeugte sie zwei Personen, ihr Blut für sensationelle Experimente zur Verfügung zu stellen. Und der dritte Blutspender war, wie immer, Tamara Lebedewa selbst. Von diesen drei Freiwilligen war nur einer krank, die zwei anderen waren praktisch gesund. Man könnte glauben, in deren Blut Trichomonaden zu finden, wäre ein hoffnungsloses Unterfangen. Doch genau darin bestand die Sensation dieser Experimente, dass, wie Tamara Lebedewa glaubt, alle Menschen mit Trichomonaden infiziert sind – auch diejenigen, die sich für gesund halten. Dies wurde durch die Versuche bestätigt.

Aus dem venösen Blut eines jeden Freiwilligen wurde in einer Zentrifuge das Serum abgetrennt und der Satz mit einer Nährlösung aufgegossen. Die Stoffe Pepsin und Trypsin zersetzen tote Gewebezellen (Fisch und Fleisch) im menschlichen Magen. Diese Enzyme sind aber nicht fähig, lebende Zellen zu zerstören, weil ihre Oberflächen eine Nicht-Eiweiß-Natur haben und ihre Durchlässigkeit in einer aggressiven Umgebung drastisch verringern können. Deshalb können die Verdauungsenzyme nicht von außen auf die Trichomonaden einwirken und auch nicht nach innen gelangen. Wenn also diese Parasiten im Blut existieren, dann müssen sie überleben, während die toten Zellen bereits von den Enzymen verdaut sein werden.

Zwei Tage „quälte" Lebedewa die Zellen in der aggressiven Flüssigkeit, zweimal goss sie die verbrauchten Enzyme ab und frische hinzu. Schließlich entfernte sie alle Flüssigkeit, übertrug den verbliebenen Satz in eine Nährlösung und stellte ihn für drei Tage in einen Thermoschrank. In dieser Zeit veränderten sich die als Lymphozyten getarnten Parasiten bis zur Unkenntlichkeit. Unter dem Mikroskop sahen Tamara Lebedewa und die Mitarbeiter des Labors Zellen, die Amöben glichen und keinen Kern hatten. Lymphozyten aber haben bekanntlich im Zentrum einen größeren rundlichen Kern, der mit einem feinen Reif von Zellplasma umringt ist. Diese weißen Blutkörperchen können einen Durchmesser von 8 bis 15 μm haben, die amöboiden Trichomonaden aber waren dreimal so groß. Und manche Parasiten wechselten in das dritte – begeißelte – Stadium. Diese Trichomonaden hatten lange, dicke Geißelfäden. Manche Parasiten hatten einen länglichen Kern, der aus dem Zentrum verschoben war.

So gelang es Tamara Lebedewa, die Parasiten aus dem Zellstadium in das amöboide und dann in das begeißelte Stadium zu zwingen und sie so zu enttarnen. Alle menschlichen Blutzellen in dieser Flüssigkeit aber waren durch die Verdauungsenzyme zerstört worden. Die roten Blutkörperchen verwandelten sich in eine unförmige Trümmermasse, die weißen Blutkörperchen und Lymphozyten wurden gänzlich aufgelöst.

Die Bedeutung dieses bescheidenen Experiments kann schwerlich überschätzt werden: Die Trichomonaden wurden nicht nur im Blut des an Stenokardie Erkrankten, sondern auch im Blut eines praktisch gesunden 20-jährigen Menschen entdeckt. Diese junge Frau, eine bescheidene Studentin der medizinischen Hochschule, ahnte natürlich nicht, dass sie den Erreger einer Geschlechtskrankheit, einer Herz-Kreislauf-Pathologie, der Krebskrankheit und anderer unheilbarer Krankheiten in sich trägt. In ihrem eigenen Blut entdeckte Tamara Lebedewa um einen mehrfachen Faktor weniger Parasiten. Kein Wunder – sie weiß, wie man sie bekämpft.

Auch wir, sehr verehrte Leserinnen und Leser, Sie und ich, sind mit Sicherheit Träger dieser Infektion. Viele werden – nachdem sie das erfahren haben – fragen: „Wir haben keine Geschlechtskrankheiten, führen kein ausschweifendes Leben, wie sind denn die Trichomonaden in unsere Körper gelangt?" Die Antwort auf diese nicht einfache Frage kann im Antrag auf Patentierung der Entdeckung der parasitären Natur von Herz-Kreislauf-Erkrankungen gefunden werden, der von Tamara Lebedewa schon im Jahre 1990 gestellt wurde. Ich will sie hier allgemeinverständlich wiedergeben.

Wie schon bekannt, ist von den drei im Menschen lebenden Trichomonadenarten die Mundhöhlentrichomonade am wenigsten aggressiv. Sie kann nicht sofort durch die Wand eines Blutgefäßes gelangen, deshalb bleibt sie zuerst an ihr hängen und sondert ätzende Stoffe ab, die das Gewebe auflockern. Wenn dann der Boden vorbereitet ist, dringt der Parasit dort ein. Die geschlechtslose Trichomonade benötigt Hormone und Nahrung. Sie holt sich Nährstoffe aus dem Blutserum, synthetisiert Cholesterin und sondert Lipide ab. Es ist das „schlechte" Cholesterin, das im Überfluss im Blut kardiologischer Patienten zirkuliert, und es sind die Lipidflecken an den Gefäßwänden, die als Lebensmittellager und als Schutz für die Parasiten dienen.

Mit Toxinen, giftigen Sterolen, die fähig sind, in die Zellen zu gelangen, vergiftet der Parasit seine Feinde – die weißen Blutkörperchen: Zuerst verringert sich ihre Verdauungsfähigkeit, dann tritt der Tod ein. Zusätzlich verursachen die Gifte eine Alterung und Zerstörung der benachbarten Gewebezellen, die die Möglichkeit einer Assimilation von Nährstoffen verlieren. Ihren Platz nehmen Trichomonaden ein. Nachdem sie sich in der Gefäßwand niedergelassen und zum sesshaften Lebenswandel gewechselt sind, gehen die

Trichomonaden in das zystoide oder knospende Stadium der Existenz über. Der Parasit beginnt, sich durch Knospenbildung zu vermehren: Neue Zellen wachsen auf dem Körper der alten, wie Knospen auf einem Baum, die wiederum neue Knospen bilden. So bilden geschlechtslose Einzeller Kolonien, die eine Verdickung der Gefäßwände verursachen. Es wird den Parasiten zu eng, sie bekommen nicht mehr genügend Nahrung und haben nicht mehr genug Platz für ihre Abfallprodukte. Deshalb durchbrechen sie erneut die Wände und setzen ihre Vermehrung mitten im Blut fort. So bilden sich Knoten, die zu Thromben wachsen. Zu Beginn können sie wegen der verschluckten roten Blutkörperchen und Gewebezellen eine rote Färbung haben, nach ihrer Verdauung aber nehmen sie eine weißliche Farbe an.

„Wenn das so ist, werden wir im zarten Kindesalter mit Trichomonaden infiziert, die uns zu Herz-Kreislauf-Erkrankungen verdammen?", fragte ich die Forscherin.

„Nicht immer", antwortete Lebedewa. „Ein gesunder Körper ist fähig, die Trichomonaden zu besiegen." Dann geschieht die Rückentwicklung der Lipidflecken: Die Gefäße, das Blut und alle Organe werden von den Parasiten gereinigt. Doch oft kommt es leider umgekehrt: Die Trichomonaden zerstören das Immunsystem und beginnen sich unbehelligt zu vermehren. Einzelne Thromben vergrößern sich und verschmelzen zu Plaques. Innerhalb dieser bilden sich gewundene Blutbahnen, deren Wände aus Parasiten bestehen. Durch diese Kanäle erhalten die Trichomonaden Nährstoffe und führen Abfallprodukte ab.

Doch allmählich werden die Thromben aufgrund der weiteren Vermehrung der Parasiten fester, die Plaques werden größer und die Lücken in den Kanälen enger. Schließlich werden sie ganz mit den sich übermäßig vermehrenden

Trichomonaden gefüllt. Ihre Abfallprodukte werden nicht mehr vom Blut weggetragen – die Toxine beginnen, die Parasiten selbst zu vergiften. Innerhalb der Plaques sammeln sich die giftigen Austauschprodukte an, die den Tod der Trichomonaden auslösen. Am Ende platzen die Plaques, und eine Menge giftiger Stoffe wird ins Blut gespült.

Nachdem sie das eigene Gift loswerden konnten, vermehren sich die Parasiten weiter, wobei sie die Gefäßwände noch mehr verdicken. Außerdem verschlingen sie die Gewebezellen der Organe, in denen sich die Blutgefäße befinden, und ersetzen sie durch ihre eigenen Körper. Ein schreckliches Bild: Anstatt aus menschlichen Zellen bestehen die Blutgefäße aus Trichomonaden. Dies ist ein äußerst ungleichwertiger Austausch: Das aus Parasiten bestehende Gewebe ist hart, chaotisch, kann sich nicht erweitern oder verengen wie in gesunden Gefäßen, die Sauerstoff- und Nährstoffversorgung – die das Blut zu den menschlichen Zellen transportiert – geschieht durch dieses Gewebe nur mangelhaft.

Stattdessen sondern die Trichomonaden im Überfluss toxische Stoffe eigener Produktion aus: ätzende Enzyme, Wasserstoffperoxid, „schlechtes" Cholesterin, Steroide, Lipide, die die roten und weißen Blutkörperchen sowie Gewebezellen töten. Als Ergebnis entwickeln sich nach und nach Blutarmut, Erschöpfung, Sauerstoffmangel, Cholesterinablagerungen und andere Krankheitserscheinungen. Und der weitere Krankheitsverlauf wird von den wohl bekannten Sekundärfaktoren ausgelöst. Die physische und emotionale Überlastung verstärkt den Blutfluss, doch die mit Trichomonaden gefüllten Gefäße dehnen sich kaum, ihre Wände halten dem Blutdruck nicht stand und reißen. Dieses traurige Finale naht schneller bei einem Lebensstil mit wenig Bewegung und einer fettreichen Ernährung: Die körpereigenen Abwehrkräfte werden schwächer, die Trichomonaden dagegen haben genug Nahrung.

Wie sollen wir uns vor diesen Parasiten retten? Die Schulmedizin empfiehlt, die Folgen der Krankheiten zu bekämpfen, ohne deren Ursachen zu entfernen. Bestrahlung, Arzneimittel, Operationen vernichten einen Teil der Parasiten, doch andere beginnen wie auf Kommando mit einer schnellen Vermehrung im traumatisierten Körper, werden beweglich, aggressiv und ersetzen die Verluste mit Leichtigkeit. Dazu kommt noch, dass viele Patienten diesen Effekt durch Rauchen, Alkohol und cholesterinreiche oder krebserregende, die Vermehrung von Trichomonaden beschleunigende Nahrung verstärken.

Warum schmerzt das Herz vor Liebe?

Trichomonaden befallen nicht nur Gefäße, sondern auch unser wichtigstes Organ – das Herz. Sie bilden Thromben, verdicken und verwandeln das Herzgewebe, verringern dessen Kontraktionsfähigkeit. Als Ergebnis kann die beschädigte Herzwand während emotionaler oder physischer Belastungen dem Druck nicht standhalten und platzt – es kommt zu einem Herzinfarkt. Die von den Parasiten abgesonderten Giftstoffe zerstören nicht nur das Herz-Kreislauf-System. Sie werden vom Blut weitergetragen und vergiften den gesamten Organismus, wobei sie das Nervensystem, die Lymphknoten, die Gelenke, die Leber, die Schilddrüse usw. befallen. Dies schwächt unser Immunsystem noch mehr, löst ein Absterben von Gewebe aus, stört den Stoffwechsel – es entstehen Begleitkrankheiten, darunter Krebs, Zuckerkrankheit und andere unheilbare Krankheiten.

Tamara Lebedewa beendet die Erklärung ihrer Entdeckung mit den Worten: „Die protozoische Erkrankung generalisiert sich". In allgemeinverständliche Sprache übersetzt heißt das etwa: Es beginnt ein Generalangriff der einzelligen Organismen gegen alle Organe und Systeme des Menschen. Traurig genug, aber bei den heutigen Behandlungsmethoden ist der Ausgang dieser Schlacht im Voraus entschieden. Durch die Liquidation der Symptome wird nur ein kurzfristiger, lokaler Effekt erreicht, die Hauptursache der Leiden aber wird nur verstärkt, was im Endeffekt einen tödlichen Ausgang bedeutet.

Ungewollt unterstützen die Mediziner durch ihre Unkenntnis der Ansteckbarkeit der Herz-Kreislauf-Erkrankungen deren epidemiologische Verbreitung und Verjüngung. Forschungen haben ergeben: Wenn Trichomonaden von einem Menschen auf einen anderen übertragen werden, gelangen sie in eine neue Umgebung und werden im Verlauf ihrer Anpassung an diese noch bösartiger, da sie gezwungen sind, sich den neuen Lebensraum zu erkämpfen.

„Ich muss die Ärzte und Patienten enttäuschen", sagt Tamara Lebedewa, „die glaubten, dass Herz-Kreislauf-Erkrankungen edler sind als Krebs: Sie werden durch ein und denselben Erreger ausgelöst – die Trichomonade. Aber andererseits kann ich sie auch wieder beruhigen: Dank der neuesten Forschungen gibt es eine reale Möglichkeit, den Kampf gegen die Zivilisationsleiden wesentlich zu vereinfachen und seine Effektivität rapide zu erhöhen – und endlich von der Behandlung der Krankheiten zur Behandlung der Erkrankten zu kommen. Mithilfe der Frühdiagnostik und nichttraumatisierender Heilmethoden kann man, wenn man ernsthaft will, alle Menschen vom Erreger der Herz-Kreislauf-Erkrankungen, vom Krebs, Insult, Diabetes und anderen Leiden befreien. Das würde eine nie dagewesene Gesundung der Gesellschaft bewirken und die durchschnittliche Lebenserwartung deutlich erhöhen."

Seit Jahren schon ruft Tamara Lebedewa die Wissenschaftler aus der Medizin dazu auf, ihr bei der komplexen Erforschung der parasitären Natur der gefährlichsten Krankheiten zu helfen. Aber sie erhielt bis heute keine Unterstützung seitens der Führungskräfte in der Wissenschaft und Medizin.

Sie selbst wäre froh, aus dem Trichomonadenalbtraum zu erwachen, wenn es jemandem gelungen wäre, ihre Forschungen experimentell zu widerlegen. Aber je länger sie diese durchführt, desto fester ist sie von ihrer Richtigkeit überzeugt. Und sie kommt zu dem Schluss: Die praktische Anwendung der parasitären Konzeption der Zivilisationsleiden gibt eine reale Möglichkeit zur Rettung der Menschheit, die im Kampf gegen den ältesten und mächtigen Gegner – die Trichomonaden – ansonsten eine Niederlage davonträgt.

Unentdeckte Geheimnisse des Blutes

„Weg mit dem Analphabetentum!" war die Devise der 1920er-Jahre in unserem Land, als der Anteil gebildeter Menschen tatsächlich sehr gering war. Doch auch in unserer aufgeklärten Zeit hat dieser Leitsatz, mit einem entsprechenden Zusatz, seine Bedeutung nicht verloren. Heute muss er lauten: „Weg mit dem Analphabetentum in der Medizin!" Indem wir unsere Gesundheit vollständig den medizinischen Fachkräften anvertraut haben, haben wir das Gefühl für die eigene Verantwortung verloren und bezahlen für unsere Sorglosigkeit mit diversen unheilbaren Krankheiten: Krebs, Infarkt, Diabetes oder Schlaganfall.

Die Medizin ist erfolgreich im Kampf gegen schnelle Infektionen – Krankheiten, die bald nach der Ansteckung ausbrechen und auf die der Organismus des Erkrankten aktiv reagiert: mit hoher Temperatur, Schmerzen, Erbrechen, Husten und so weiter. In solchen Fällen kann dem Menschen mit Arzneimitteln oder Verfahren geholfen werden, welche die Abwehrkräfte des Körpers stärken, und der Mensch wird gesund. Doch die Medizin ist ohnmächtig im Kampf gegen langsame Infektionen, weil sie, wie auch der Erkrankte selbst, den Zeitpunkt der Infizierung durch die Erreger verpasst und die Anfangsstadien der Krankheit nicht bemerkt beziehungsweise nicht richtig deutet. Wenn aber die Krankheit durch zahlreiche Symptome auf sich aufmerksam macht, ist sie oft praktisch unheilbar geworden – zu diesem Zeitpunkt hat sie bereits langsam, aber unaufhaltsam den gesamten Organismus befallen.

Die Mediziner kennen gewiss langsame Infektionen, aber dabei handelt es sich meistens um Viren, die auf ihre Art und Weise so schutzlos sind, dass sie ständig Zuflucht in den Zellen suchen, darunter in den einzelligen Parasiten. Für die Letzteren aber interessiert sich die Medizin absolut nicht. Doch gerade diese Einzeller, Trichomonaden, Lamblien, Toxoplasmen, Amöben, sind im wahrsten Sinne des Wortes langsame Infektionen. Sie befallen den Menschen leicht und für ihn unmerklich und beginnen, sich von seinen Flüssigkeiten, Zellen und Nährstoffen zu ernähren, während sie im Austausch die Giftstoffe ihres Stoffwechsels und toxische Enzyme absondern. Das Immunsystem reagiert nicht auf die Invasion der Parasiten, weil es sie einfach nicht bemerkt: Die Einzeller haben längst gelernt, dem Immunsystem auszuweichen, und stärken ihre Position im Körper des Wirts noch zusätzlich, wobei sie ihn langsam zerstören.

Hinzu kommt, dass sie sich nicht geradlinig wie Bakterien verhalten, die nach dem Eindringen in den menschlichen Körper ihr Wesen nicht verändern, zum Beispiel ihre Erkennungsantigene, und beginnen sich zu vermehren. Das wird dann von den Antikörpern bemerkt, die solche Fremdlinge entdecken. Das Abwehrsystem beginnt seine Arbeit und mobilisiert alle Schutzkräfte des Organismus für den Kampf gegen die Infektion. Die rechtzeitige Hilfe der Ärzte trägt dazu bei, den Ausgang dieses Kampfes zugunsten des Menschen zu entscheiden.

Ganz anders ist es mit den langsamen parasitären Infektionen. Die Krankheit wird nicht einmal vom Patienten selbst bemerkt. Er wird blasser, verliert an Gewicht, seine Arbeitsfähigkeit sinkt, er wird apathisch und gleichgültig. Der Besuch beim Arzt wird ihn nicht weiterbringen: Wo kein hohes Fieber festgestellt wird, da gibt es nichts zu heilen, und das Rezept gegen Blässe und Apathie ist immer gleich – „Gehen Sie mehr an der frischen Luft spazieren" –, auch wenn der Patient kaum noch die Kraft hat, auf den Balkon zu gehen.

Die sicherste Diagnosemethode bei jeder Krankheit, einschließlich der parasitären, ist die Entdeckung des Erregers. Und je früher dieser entdeckt wird, desto erfolgreicher wird der rückläufige Prozess – der Heilungsverlauf – sein.

Ich hoffe, dass viele, die sich mit den Unterlagen über die parasitäre Natur von Krebs und Infarkt, dessen Erreger die Trichomonade ist, vertraut machten, verstanden haben, dass Krebs und Infarkt das letzte Stadium der Trichomoniasis sind. Denn beispielsweise die Geschwulst, die von den Medizinern als der wichtigste diagnostische Faktor der Krebskrankheit gilt, entsteht erst dann, wenn im menschlichen Körper der Boden für ihr Wachstum vorbereitet ist. Der Onkologe Newjadomskij schrieb seinerzeit: „Wenn die Parasiten in das

Blut gelangen, sterben sie, denn das Serum gesunder Menschen tötet sie. Das Erscheinen eines Herdes stürmischen Wachstums der Tumorzellen infolge des Verlustes der kanzerolytischen Eigenschaften des Serums wird von einer drastisch steigenden Vergiftung begleitet." Mit anderen Worten, für das Wachstum großer Tumoren brauchen Trichomonaden Jahre oder Jahrzehnte im Untergrund, um im menschlichen Körper günstige Bedingungen für ihre Existenz zu schaffen. Wenn sie aber den Körper kolonisiert haben, ist es praktisch unmöglich, sie wieder loszuwerden. Erst wenn man das bewusst wahrgenommen hat, wird die Naivität der Onkologen deutlich, die versuchen, Krebs durch operative Entfernung, Bestrahlung oder chemische Bearbeitung eines entdeckten Tumors zu heilen. Denn dann ist bereits der gesamte Körper erkrankt, durchzogen von Milliarden von Trichomonaden und einer Vielzahl unentdeckter kleiner und großer Tumoren.

Was kann man tun? Der Ausweg besteht darin, eine einfache, jedem zugängliche und preisgünstige Methode zur Diagnostik der Trichomonaden zu entwickeln. Wenn der Parasit im frühen Stadium der Entwicklung entdeckt und ausgeleitet wird, gibt es nichts mehr, woraus sich Tumoren und Thromben bilden  könnten.

✧ ✧ ✧

Gegenüberstellung mit dem eigenen Blut

Der Weg zur Schaffung einer Diagnosemethode für Herzinfarkt und Krebs war nicht leicht. Zu Beginn interessierte mich die Trichomonade einfach als der Krebserreger, wegen der erdrückenden Häufigkeit dieser Krankheit in unserer Familie. Ich habe viel Kraft aufgewandt, um anderen zu beweisen, dass gerade sie, die Trichomonade, der Krebserreger ist. Dafür war es notwendig, die Tumorzellen erkennbar zu machen, das heißt, sie in das begeißelte Stadium zu transformieren und mithilfe neuer, von mir erarbeiteter sowie schon vorhandener Forschungsmethoden auf der Zell-, Molekular- und genetischen Ebene den Beweis für die parasitäre Natur der Krebskrankheit zu erbringen. Das Lösen dieser Aufgabe wurde erleichtert durch die Zugänglichkeit des zu erforschenden Materials. In den wissenschaftlichen Instituten gibt es Vivarien, in denen Versuchstiere mit experimentellen Tumoren existieren; außerdem gibt es ganze Museen mit verschiedenartigen Stämmen von Tumorzellen.

Doch als ich mir die Aufgabe stellte, ähnliche Experimente mit Thromben durchzuführen, um ihre Identität mit den Tumoren nachzuweisen, stellte sich heraus, dass sie gar nicht so einfach zu bekommen sind. Im Unterschied zu den Onkologen kultivieren die Kardiologen keine Neubildungen, die in Gefäßen entstehen, noch nicht einmal, wenn sie wie Tumoren eine weißliche Färbung bekommen. Zu Unrecht, wie sich herausstellen sollte. Setzt man die Thromben nicht in Formalin, worin alles Lebendige stirbt, sondern in eine Nährlösung, so stellt man fest, dass sie aus tumorähnlichen Zellen bestehen, die, wenn man das Experiment fortsetzt, ins amöboide und dann in das begeißelte Stadium wechseln. Das wiederum bedeutet, dass auch Thromben aus Trichomonaden bestehen. Die Aufteilung der Medizin in eng begrenzte Fachbereiche erwies sich als störend, denn damit ist auch der menschliche Organismus bei seiner Erforschung in verschiedene Bereiche aufgeteilt worden. Die Trichomonaden aber kennen diese Teilung nicht. Für sie gibt es nur einen Organismus, und so gründen sie ihre Kolonien dort, wo sie die besten Voraussetzungen finden. Nicht selten geschieht das gleichzeitig sowohl in den Organen als auch in den Gefäßen. Morphopathologen, die die Autopsie von Infarkttoten vornehmen, entdecken nicht selten Tumoren in dem einen oder anderen Organ. Und umgekehrt – zum Beispiel starb der berühmte Dichter Robert Roshdestwenskij an Herzinfarkt, obwohl er Patient der Onkologie war.

Da ich keine Möglichkeit hatte, Thromben für meine Untersuchungen zu bekommen, die als direkter Beweis ihrer Trichomonadennatur dienen könnten, war ich gezwungen, mich auf indirekte Beweise zu beschränken – die Entdeckung von Trichomonaden im Blut. Denn nur nachdem sie ins Blut gelangt sind, erhalten Trichomonaden die Möglichkeit, ihre Kolonien, das heißt Thromben zu bilden. Diese Untersuchungen waren auch deshalb wichtig, weil heutige Hämatologen und Kardiologen – die mit den Arbeiten ihrer Vorgänger nicht vertraut sind, welche schon in den 1940er- bis 1950er-Jahren Trichomonaden im Blut ihrer Patienten gefunden haben – das menschliche Blut Ende des 20. Jahrhunderts immer noch für keimfrei halten. Dies ist ein gefährlicher Irrtum; unterdessen stehen Herz-Kreislauf-Erkrankungen Anfang des 21. Jahrhunderts nach Erfassung der Bevölkerung der Erde an erster Stelle.

Gleich das erste Experiment, das in der Moskauer RAN-Klinik durchgeführt wurde, war erfolgreich: Trichomonaden wurden im Blut onkologischer und kardiologischer Patienten sowie gesunder Menschen gefunden. Anschließend wurden deren zystoide Individuen, die kleinen Lymphozyten gleichen, von mir in erkennbare amöboide und begeißelte Formen gebracht. So war der Blutparasit entlarvt, den die Mediziner für einen atypischen und kleinen

Lymphozyt halten. Danach führte ich zahlreiche Untersuchungen des Blutes von Menschen aus den verschiedenen Regionen unseres Landes durch. Die ersten davon bei einer Gruppe von Mitarbeitern einer Klinik in der Stadt Komi im Norden des Landes. Sie lauschten mit großem Interesse meinem Bericht über die Entdeckung des Krebserregers und organisierten anschließend die Abnahme des Blutes aus ihren Fingern und Venen. Wie groß war ihre Enttäuschung, als wir bei allen Trichomonaden im Blut entdeckten! Es wurden Parasiten mit einer, zwei oder drei Geißeln gefunden, große amöboide und zystoide. Manche Exemplare vermehrten sich durch Knospung, bei anderen hingen kleine Trichomonaden wie an einer Nabelschnur. Die Blutzellen waren ebenfalls in unterschiedlichem Zustand, doch am meisten litten die roten Blutkörperchen. Sie hatten Verätzungen an den Konturen und im Zellzentrum. Die Befragung der Untersuchten zeigte, dass sie alle die eine oder andere chronische Krankheit des Blutes oder der Organe hatten. Eine von ihnen wurde aufgrund eines Schilddrüsentumors operiert.

Auf diese Weise überzeugten sich die Mediziner selbst, die mit der Heilung anderer Menschen beschäftigt sind, dass sie, praktisch gesunde Menschen, Träger von Parasiten sind. So fingen sie an, den Zusammenhang zwischen ihren symptomlosen Krankheiten und dem Zustand ihres Blutes zu erkennen.

An dieser Stelle möchte ich dem stellvertretenden Leiter der medizinischen Sanitätsabteilung, dem 35-jährigen Arzt, der sich aktiv an der Untersuchung beteiligte, Anerkennung zollen. Nachdem er sich mit den Ergebnissen der Analysen vertraut gemacht hatte, traf er die richtige Entscheidung: ein Labor für Blutanalysen in seiner Klinik zu gründen – bisher wurden die Patienten zur Blutabnahme in die zentrale Stadtpoliklinik gesandt. Es gibt keinen Zweifel, dass die Berücksichtigung der Trichomonadeninfektion bei der Behandlung chronischer Krankheiten –

Gewebsveränderungen als Vorstadium des Krebses und Vorinfarkten – die Effektivität der Heilung von Patienten erhöhen wird. Die regelmäßige Analyse der Morphologie von Zellen im Blut wird dazu noch beitragen.

Damit endete jedoch die Blutuntersuchung der Freiwilligen noch nicht. Das mir zur Verfügung gestellte Blut kam von Mitarbeitern des Labors, in dem ich arbeitete; außerdem sandten mir herz- und krebskranke Patienten aus verschiedenen Teilen des Landes ihre Blutpräparate. Ich untersuchte sie alle unter dem Mikroskop, machte Farbfotos, und überall wurden Trichomonaden gefunden. Besonders interessant war das Blut zweier Krebskranker.

Ein Granulomatose-Patient wurde dreimal einer Bestrahlung unterzogen und achtmal einer Chemotherapie. Die Ärzte stellten fest: Erythrozyten– 22 Millionen/ml, Leukozyten – 35.000/ml, Lymphozyten – 92 %. Das bedeutete: nur halb so viele Erythrozyten, wie normal gewesen wäre, dafür übersteigt die Anzahl der Leukozyten die Norm um das Fünffache und die Anzahl der Lymphozyten um das Dreifache. Man müsste meinen, das Immunsystem würde aktiviert, die Abwehrkräfte wären verdreifacht – der Patient sollte gesunden. Doch woher diese Schwäche? Seine Energie reichte gerade mal für einen abendlichen Spaziergang mit der Ehefrau. Die Antwort kam von seinem Blutpräparat. Meine Erforschung des gefärbten Blutpräparates unter dem Mikroskop hat ergeben, dass sogar die wenigen Erythrozyten im Blut beschädigt waren: Die einen hatten durchgängige Verätzungen, die anderen waren – genau umgekehrt – angeschwollen von den Toxinen und bildeten Geldrollen, indem sie sich chaotisch aufeinanderstapelten. Was die Leukozyten und Lymphozyten betrifft, so gab es derer nur wenige. Dafür wurden in großer Anzahl Trichomonaden registriert: mit vorderen und hinteren Lenkgeißeln, amöboide, darunter auch solche mit mehreren Kernen, zystenförmige, welche, die sich mittels Abnabelung einer großen Tochterzelle oder einiger kleiner vermehren. Wie kann man sie für Leukozyten, also für weiße Blutkörperchen halten? Das wird wohl ein ewiges Geheimnis der Medizin bleiben, auch nachdem sie die Tatsache der Existenz von Trichomonaden im Blut wird anerkannt haben.

Die Fotos eines anderen Patienten aus Nowgorod sind ebenfalls von großem Interesse. Die erste Blutabnahme erfolgte während der Chemotherapie. Auf dem Foto sind gigantische amöboide Trichomonaden zu sehen, einzelne und solche, die kleine Kolonien bilden; es gibt auch runde, knospende, eine davon formte zwei Sätze Chromosomen und bereitete sich auf die Teilung mittels Promitose vor. Hier ist das Immunsystem aktiviert: Man sieht weiße Blutkörperchen beim Angriff auf die Parasiten, doch deren Anzahl ist geringer und auch ihre Größe, manchmal sind sie nur halb oder ein Drittel so groß wie die Parasiten. Die roten Blutkörperchen entsprechen ihrer Morphologie nach der Norm.

Zwei Monate später sieht das Blutbild anders aus: Die gigantischen amöboiden Trichomonaden sind verschwunden, an ihre Stelle sind zystoide und begeißelte Parasiten getreten. Die roten Blutkörperchen sind angeschwollen, bilden Geldrollen, stapeln sich wild aufeinander. Dafür gibt es nur eine Ursache: die Giftigkeit des Serums, entstanden als Ergebnis der Chemotherapie und der aktiven Lebenstätigkeit des aggressivsten Trichomonadenstadiums – des amöboiden, in das die Tumorzellen unter der Einwirkung der Reizmittel (Chemopräparate) während der Behandlung wechselten. Unter der Wirkung von Toxinen haben sich nicht nur die roten Blutkörperchen deformiert und sind die weißen fast verschwunden, sondern auch die Trichomonaden selbst waren gezwungen, zu resistenten rundlichen Formen zu wechseln, manche von ihnen hatten eine Geißel erhalten. ,Eine Geißel wird von der Trichomonade nicht nur zur Fortbewegung genutzt. Denn die Geißel hat einen rohrartigen Bau, so können durch sie die Enzyme des Parasiten abgesondert werden. Jedenfalls sieht man auf dem Foto, wie ein rotes Blutkörperchen an der Stelle zerschmilzt, wo er mit der Geißel einer Trichomonade in Berührung kommt.

Wie Sie sehen, liebe Leserinnen und Leser, gibt es genug Stoff zum Nachdenken: Die Trichomonade im Blut ist Grund genug zur Besorgnis, auch wenn sie noch nicht als Erreger von Krebs und Herzinfarkt akzeptiert ist.

Fotos geben Grund zu Hypothesen

Die Erforschung einer Vielzahl von Blutpräparaten Kranker und praktisch Gesunder ergab, dass sie alle Träger von Trichomonaden waren. Dabei waren manche davon kardiologische, manche onkologische Patienten, andere wieder litten unter Magenschleimhautentzündung, Venenthrombose, Anämie, Nierenentzündung und so weiter. Trotzdem drängte sich die Schlussfolgerung auf: Alle diese Krankheiten sind in erster Linie das Ergebnis der Tätigkeit von Trichomonaden. Man braucht den Menschen nur von den Trichomonaden zu befreien, dann gibt es nichts mehr, woraus sich Tumoren und Thromben bilden können, es kommt nicht mehr zu Gewebsveränderungen als Vorstadium des Krebses und Vorinfarkt.

Die Blutbahnen werden von den Parasiten zur Fortbewegung und Kolonisierung des Organismus genutzt. Es ist irrelevant, in welchem lebenswichtigen Organ oder Gefäß die Trichomonaden mit der Bildung ihrer Kolonien beginnen. Relevant ist die Tatsache der Entdeckung von Trichomonaden. Wenn sie im Blut vorhanden sind, werden sie es früher oder später mit ihren Toxinen vergiften und einen Mangel roter Blutkörperchen hervorrufen, während sie die weißen Blutkörperchen und Lymphozyten durch sich selbst ersetzen. Dann erst beginnen sie, ihre zahlreichen Kolonien zu bilden. Wenn dann eine davon von den Ärzten entdeckt und mit der

Behandlung begonnen wird, wird das letzte Stadium der Trichomoniasis unabwendbar sein.

Man sagt sehr richtig: Alles Geniale ist einfach. Diesen Gedanken will ich weiterentwickeln, indem ich sage, dass die einfachste und billigste Methode der Diagnostik von Krebs und Infarkt in den frühen Anfängen dieser Krankheiten die uns allen längst bekannte Blutabnahme aus dem Ringfinger ist. Aber sie darf nicht darauf hinauslaufen, dass man schlicht und einfach die Anzahl der Zellen zählt. Das Blut muss aufmerksam und mit Sachkenntnis untersucht werden. Man muss feststellen, in welchen vorrangigen Existenzstadien sich die Trichomonaden befinden, wie viele davon vorhanden sind, wie der Zustand weißer und roter Blutkörperchen ist und ob es noch irgendwelche anderen begleitenden Infektionen gibt. Eine solche Blutanalyse kann nicht nur ein Test des Zustands des Organismus eines Patienten sein, der sich womöglich für gesund hält und keine auffälligen Beschwerden hat – sie kann auch Kennzeichen der Ergiebigkeit einer durchgeführten Behandlung bei Patienten mit Herz- bzw. Krebserkrankungen sein. Natürlich ist die Größe der entdeckten Geschwulst nicht immer ein Zeichen für eine große Anzahl von Trichomonaden im Blut – hier gibt es keine direkte Abhängigkeit. Der Übergang von Parasiten ins Blut oder umgekehrt, ihr Eindringen in Organgewebe oder Gefäßwände ist von vielen Faktoren abhängig, darunter auch von der Jahreszeit, zu der eine Verschärfung oder ein Abklingen der Krankheit erfolgt, sowie schlechter Gewohnheiten, der Ernährung und medizinischer Angriffe gegen Tumoren und Thromben. Aber die Tatsache, dass Trichomonaden im Blut von Menschen, sowohl Erwachsenen als auch Kindern, existieren, ist unumstritten. Wer daran zweifelt, der prüfe es und überzeuge sich davon, dass die Trichomonade in das Blut und in den Körper eines jeden von uns Einzug gehalten hat.

Die Untersuchung zahlreicher farbiger Fotos von um das 20.000-Fache vergrößerten Blutzellen ermöglichte neue Entdeckungen. Experimentelle Beweise hierfür gibt es noch nicht, deshalb befindet sich das, was Sie auf den folgenden Seiten erfahren werden, liebe Leserinnen und Leser, auf dem Niveau von Hypothesen. Aber schon diese können Hämatologen in Schock versetzen, wie meine Entdeckungen seinerzeit die Onkologen und Kardiologen erschütterten.

Zunächst wollen wir erfahren, was – nach der Definition der Großen Medizinischen Enzyklopädie – Thrombozyten, Megakaryozyten und Makrophagen sind.

Thrombozyten sind Blutplättchen, deren maximale Größe 5 μm erreicht. Ihr Lebenszyklus beträgt vier Tage. In den Thrombozyten befinden sich ein Vorgänger und zwei analoge Faktoren der Blutgerinnung. Zur Information: Das Blutserum enthält 13 Faktoren der Blutgerinnung. Die Ansammlung von Thrombozyten führt zur Bildung von Thromben.

Megakaryozyten sind bis zu 40 μm große Zellen in den blutbildenden Organen von Menschen und Tieren. Reife Megakaryozyten haben einen mehrfach gelappten, polyploiden Kern und Zellplasma mit charakteristischer Körnung. Megakaryozyten – Zellen des Knochenmarks – bilden Thrombozyten mittels Zellteilung.

Makrophagen sind Fresszellen, Zellen mesenchymaler Natur. Sie sind zur aktiven Einverleibung und Verdauung von Bakterien, Überresten abgestorbener Zellen und anderer fremdartiger und für den Organismus giftiger Teilchen fähig. Zu den Makrophagen zählen Blutmonozyten, Histozyten der Bindegewebe, Kupffer-Zellen der Leber, Zellen der Lungenbläschenwände und Bauchfellwandzellen. Makrophagen können im Organismus mittels Umwandlung von Histozyten gebildet werden, die die Fähigkeit zur amöboiden Bewegung erhalten haben. Außerdem können sich Makrophagen in Abszessen selbst in gigantische vielkernige Zellen verwandeln.

Und nun lassen Sie uns nicht kritisch, sondern hypothetisch die Charakteristik dieser menschlichen Zellen untersuchen, von denen einige von Ihnen vielleicht zum ersten Mal hören. Zuerst zu den Thrombozyten. Wenn der Lebenszyklus der Thrombozyten nur vier Tage beträgt und sie nur drei Faktoren der Blutgerinnung beinhalten, auf welche Weise entstehen dann feste, beständige und „unsterbliche" Thromben, die man nur loswird, indem man mit ihnen auch das Blutgefäß entfernt? Wozu braucht das Blut Thrombozyten, die nur einige wenige analoge Faktoren seiner Gerinnung enthalten? Ja auch das Wort „analog" mahnt zur Vorsicht: In der Onkologie ist bekannt, wie viele „Analoge" die normalen Zellen mit Tumorzellen haben, nur dass Erstere Leben unterstützen, Letztere aber den Tod bringen. Ungeachtet dessen halten die Mediziner Tumorzellen für „transformierte" Zellen des menschlichen Körpers.

Megakaryozyten, so glauben die Wissenschaftler, sind Knochenmarkzellen. Doch ihrer Beschreibung und Größe nach ähneln diese sehr den amöboiden Trichomonaden. Auch ihre Vermehrung erfolgt per Abnabelung, wie bei den Trichomonaden. Für die normalen Zellen aber ist die Mitose charakteristisch – die Zellkernspaltung in zwei gleichwertige Zellen. Außerdem ist die Entdeckung der Parasiten im Knochenmark nicht verwunderlich: Die Trichomonaden sind allgegenwärtig, und im Knochenmark können sie durch den hohen Cholesteringehalt angelockt werden, den die Parasiten zur Selbstbefruchtung und Vermehrung benötigen. Die Entdeckung von Megakaryozyten im Blut, wo sie Thrombozyten abnabeln würden, ist jedoch widernatürlich. Umso mehr, da das Blut für Untersuchungen sowohl aus dem Finger als auch aus der Ellbogenvene genommen wurde. Aber auch dort wurden von mir solche „Megakaryozyten" entdeckt.

Und schließlich zu den Makrophagen. Die Beschreibung ihrer Morphologie, die Fähigkeit, Bakterien und Überreste abgestorbener Zellen zu verschlingen, sowie die Fähigkeit zur amöboiden Bewegung, die nur für einzellige Organismen charakteristische Zyklizität der Veränderungen mit Bildung vielkerniger Individuen, in der Biologie als Schizogonie bezeichnet – all das entspricht der Beschreibung gigantischer amöboider Trichomonaden. Wissenschaftler halten Makrophagen für Beschützer des Organismus, wie Lymphozyten und weiße Blutkörperchen. Dass weiße Blutkörperchen fähig sind, Bakterien aufzunehmen und aufzulösen, ist allgemein bekannt. Doch sie schlucken nicht – wie Makrophagen – die Überreste verschiedener abgestorbener Zellen, da sie „wissen", dass menschliche Zellen die Fähigkeit zur Autolyse besitzen, das heißt sich selbst bis zum Zustand vom Körper benötigter Aminosäuren aufzulösen. Aber die weißen Blutkörperchen absorbieren aktiv Thrombozyten, die sie als fremdartige Eindringlinge identifizieren.

Brauchen wir die Logik in der Kardiologie?

Würden Sie mir zustimmen, dass alles oben Gesagte logisch, einfach und nachvollziehbar klingt, wenn auch sehr unangenehm für uns? Doch mit dieser scheinbaren Einfachheit wird lediglich die Natur der Herz-Kreislauf-Erkrankungen erklärt und ihr Erreger benannt. Allerdings ist es gar nicht so einfach, die Trichomonaden, die den gesamten Körper kolonisiert haben, wieder loszuwerden und erst recht die weit fortgeschrittenen Stadien der Trichomoniasis zu heilen, wie immer die Kardiologen sie benennen – ischämische Herzkrankheit oder Herzinfarkt. Und dennoch – wenn man die Ursachen der Krankheit kennt, kann man effektive Methoden ihrer Behandlung und Vorbeugung entwickeln und damit die Lösung des Problems Herz-Kreislauf-Erkrankungen finden, die schon lange auf dem berühmt-berüchtigten ersten Platz in der Sterblichkeit auf unserem Planeten stehen.

Leider stößt meine Theorie der parasitären Entstehung dieser Krankheiten bei den Kardiologen bisher auf dieselbe ablehnende Haltung wie bei den Onkologen. Der Chefkardiologe der UdSSR und Generaldirektor des Wissenschaftlichen Allunionszentrums für Kardiologie (WKNZ), Mitglied der Akademie der medizinischen Wissenschaften (AMN) Jewgenij Tschasow, ließ noch im Jahre 1989, als ich ihn bat, mich anzuhören, im Vorbeigehen die

Bemerkung fallen: „Ich glaube nicht daran." Sein wissenschaftlicher Stellvertreter Professor W. Kuchartschuk lehnte die Durchführung von Forschungen zur Überprüfung der Richtigkeit meiner Entdeckung ab, obwohl ich damals zur Coautorenschaft bereit war. Und seine Sekretärin resümierte aus ihrer Kenntnis der Lage: „Um es zu beweisen, werden 20 Jahre brauchen." Die Zeit zeigt, dass ihre Prophezeiung noch zu harmlos war: Schon seit über 20 Jahren ignorieren die Kardiologen schlicht meine Entdeckung, die für viele heutige und zukünftige Patienten die Rettung bedeuten würde. Eine Erklärung dafür ist im Gutachten des Expertenrats für Kardiologie am Präsidium der Akademie der medizinischen Wissenschaften der UdSSR und in dem beigefügten Gutachten der führenden Experten des WKNZ zu finden. Mit Rücksicht auf die Wichtigkeit des dort behandelten Themas halte ich es für notwendig, Sie über den Inhalt zu informieren, damit Sie sich davon überzeugen können, wie leicht manche Wissenschaftler ein Etikett auf Entdeckungen kleben, die nicht den allgemein anerkannten, wenn auch experimentell unbewiesenen Lehrmeinungen entsprechen.

Gutachten des Kardiologischen Zentrums

Über die Hypothese „Erreger von Herz-Kreislauf-Erkrankungen, Diagnostik, Prophylaxe und Behandlung", Autor: Tamara Jakovlevna Lebedewa.

Die Hypothese „Erreger von Herz-Kreislauf-Erkrankungen, Diagnostik, Prophylaxe und Behandlung" von T. Ja. Lebedewa stellt eine populärwissenschaftliche Beschreibung der Entwicklung menschlicher Krankheiten dar. Die Stoffe sind phänomenologisch dargelegt, die schon bekannten Mechanismen ihrer Entwicklung sind nicht aufgedeckt. *Die Autorin versucht,*

einen einzigen Erreger für die Krankheiten des Menschen zu fin-
den, während sie die genetische Vielgestaltigkeit der Makro- und
Mikroorganismen ignoriert. Darin besteht der ernsthafteste Fehler
von Frau Lebedewa. Man kann nicht leugnen, dass Trichomonaden unter bestimmten Bedingungen krankheitserregend
werden können, so zum Beispiel bei einer Senkung der
Körperresistenz, bei chronischen Krankheiten, bei Immun-
defizitzuständen, da sich in diesen Fällen eine Disbakteriose
entwickelt, das heißt in den Höhlen, in Organen und Geweben
eine Autoflora auftaucht, die dort üblicherweise nicht auftritt.
Dies wird begleitet durch Änderung der Pathogenität,
Virulenz und Toxigenität der Mikroorganismen. Infolgedessen
kommen immune und autoimmune Mechanismen der
Gewebe- und Organschädigung in Gang, es geschieht eine
Modifikation der Zellantigene, eine Veränderung des stereo-
chemischen Molekülaufbaus mit der darauf folgenden Störung
des Stoffwechsels von Zellen und Geweben.

Die Synthese von Sterolen durch Trichomonaden ist es wert,
beachtet zu werden, zum Zwecke der Untersuchung der
Auswirkung von Sterolen der Mikroorganismen auf die
Biosynthese des Cholesterins, der Lipide im Makro-
organismus. Jedoch verfügen nicht nur Einzeller über solche
Fähigkeiten, sondern auch Bakterien. Zum Beispiel synthetisieren gramnegative Bakterien, die intrazellular, im Zellplasma
der Wirtszellen, wachsen und sich vermehren, ebenfalls Lipide,
sind außerdem nicht fähig, die eigenen hochenergetischen
Verbindungen zu synthetisieren, sind also „energetische
Parasiten". Es gibt bereits Arbeiten über die Wirkung von
Chlamydien auf die Entwicklung der chronischen Insuffizienz
und den Herzmuskelinfarkt (Saikku P. et al., 1988). Die
Untersuchungen wurden während einer Epidemie in Finnland
durchgeführt. Die Antikörper wurden bei 85 bis 87 % der an

akutem Infarkt und an chronischer Herz-Kreislauf-Insuffizienz sowie bei 61 % gesunder Menschen festgestellt. Jedoch wurde bei den Erkrankten eine Erhöhung des Antikörpertiters in der Dynamik beobachtet, der Antikörpertiter zu Chlamydien war höher als bei Blutspendern. Die Autoren meinen, dass eine chronische Infektion der Grund der Entwicklung dieser Krankheiten ist, denn sie nimmt teil an krankheitserregenden Mechanismen der Entwicklung von Herz-Kreislauf-Erkrankungen. Noch eine Arbeit, die den Auswirkungen von Spirochäten der Art Borrelia burgdorferi auf die Entwicklung des Herzmuskels und der Kardiomyopathie mit Entwicklung der Stauungs-Herzinsuffizienz gewidmet ist (J. Klein et al., 1989), zeugt von der Möglichkeit der Beteiligung von Spirochäten in der Entstehung dieser Krankheiten. Spirochäten der Gattung Borrelia sind Bakterien, die zu der normalen Flora von Insekten (Termiten, Schaben, Milben) gehören. Folglich kann die Entwicklung einer Erkrankung beim Menschen als Ergebnis einer Infektion durch diese Bakterien vor dem Hintergrund einer Resistenzminderung oder einer genetischen Veranlagung erfolgen. Man könnte noch weitere Beispiele der Entwicklung von Syndromen auflisten, die durch eine Herz-Kreislauf-Insuffizienz begleitet werden. Jedoch ist der Beweis des ursächlichen Faktors äußerst schwierig. Die Ursachen seiner Entwicklung sind verschieden: Stress, unrationale Antibiotikatherapie, geschwächte physische Entwicklung, Störung der Eiweißernährung, Alkoholsucht, Rauchen, Komplikationen nach schweren Erkrankungen, meist virulenter Ursachen, bei Frauen nach schwerer Geburt, bei schwerer physischer Belastung. Es gibt die kompensierte, subkompensierte und dekompensierte Form der Dysbiose. Die erste Form verläuft ohne klinische Erscheinungen eines krankhaften Prozesses. Die zweite tritt auf in Form von lokalen

Entzündungsprozessen, welche streng begrenzte Bereiche einnehmen (Faulecken, Mundfäule, Dünndarmentzündung, Schleimhauthypermie usw.).

Die dekompensierte Form zeichnet sich durch steilen Resistenzabfall des Organismus und Kolonisierung verschiedener Organe durch Mikroorganismen der Autoflora des betreffenden Menschen aus, begleitet von Vergiftung und möglicherweise Blutvergiftung.

Es gibt folgende Arten von Dysbiose:

Pilz-Dysbiose
Staphylokokken-Dysbiose
Proteus-Dysbiose
Koli-Dysbiose
Pyozyaneus-Dysbiose (Pseudomonas aeruginosa)
Dysbiose durch eine Kombination verschiedener
Mikroorganismen.

Das Beispiel von Tamara Lebedewa über die Verbindung von Zahnerkrankungen und Herz-Kreislauf-Erkrankungen ist einer der Beweise der Entwicklung der Dysbiose in subkompensierter Form bei diesen Patienten. Es beweist aber in keiner Weise den ursächlichen Faktor – Trichomonade als Erreger von Herz-Kreislauf-Störungen. Genauso bei Krebspatienten – die Resistenz des Körpers sinkt und es entwickelt sich eine Dysbiose.

Ohne Zweifel ist es notwendig, die Wechselbeziehung zwischen Infektion und Entwicklung von Herz-Kreislauf-Erkrankungen zu untersuchen. Die Untersuchungen müssen umfangreich sein, sie müssen bakteriologische, immunologische, biochemische Untersuchungsmethoden auf molekularer Ebene einschließen, da die Produkte von Bakterien und anderen Mikroorganismen meistens zu Mutationen in den Genen führen, die für die Synthese normaler Eiweiß-, Glykoprotein-, Polysacharid- und anderer Moleküle der Mikroorganismen verantwortlich sind. Außerdem sind Lipopolysaccharide, Bakterienlipide, starke Aktivatoren von Makrophagen, Monozyten mit nachfolgender Kaskade der Zytokinsynthese und Aktivierung der Immunsystemzellen, die an den Immunmechanismen der Schädigung von Gefäß- und Herzzellen beteiligt sind.

Außerdem spielt die Herstellung organischer Giftstoffe durch Mikroorganismen eine wichtige Rolle in der Entwicklung toxischer Schädigungen des Gewebes.

Alle aufgelisteten Mechanismen sind unvollständig, denn häufig treten virale und bakterielle Assoziationen bei einem Infektionsprozess auf, der von einem Immundefizit begleitet wird.

Forscher verschiedener Länder beschäftigen sich mit diesem Problem. Noch einmal wird betont, dass die genetische Vielgestaltigkeit der Makro- und Mikroorganismen die Entwicklung krankhafter Prozesse beim Menschen bestimmt. Einen einzigen Erreger dieser Krankheiten kann es nicht geben.

Stellvertretender Direktor
des WKNZ AMN der UdSSR
Professor   W. W. Kuchartschuk

Leitende
wissenschaftliche Mitarbeiterin
des WKNZ AMN der UdSSR   L. S. Alexandrowa
08.02.1990

Gutachten des Expertenrats für Kardiologie

beim Präsidium der Akademie der medizinischen Wissenschaften der UdSSR
(Aktenzeichen: Nr. 08/41 vom 09.04.1990)

Nach Überprüfung des Antrags auf eine vermutete Entdeckung des Ersterregers von Herz-Kreislauf-Erkrankungen und in Übereinstimmung mit dem Gutachten der Rezensenten stellt der Expertenrat fest, dass im vorgestellten Thema sowohl direkte wie indirekte Daten fehlen, die die Annahme ermöglichen, dass die Trichomonadeninfektion der Ersterreger der Herz-Kreislauf-Erkrankungen ist. Unbegründete Verallgemeinerungen, das Fehlen von Beweisen und eine freie Verwendung von medizinischen Termini zeugen von der unberechtigt aufgestellten Theorie und der Unzweckmäßigkeit der Durchführung wissenschaftlich-praktischer Untersuchungen in dieser Richtung.

Wissenschaftlicher Sekretär des Expertenrats
für Kardiologie
Dr. med. S. G. Ossipow

Antwort der Autorin

Als Antwort auf das Gutachten der Experten wurden von mir Erwiderungen vorbereitet, in denen ich alle Aussagen kommentiere. Es ergibt keinen Sinn, sie hier zu wiederholen (sie füllen mehrere Seiten), da jeder von Ihnen wahrscheinlich eher daran interessiert ist, den Standpunkt der Vertreter der offiziellen Kardiologie mit dem zu vergleichen, was die Autorin der Trichomonadenkonzeption Ihnen in ihren Büchern vorgestellt hat. Und Sie werden natürlich selbst entscheiden, welchen Standpunkt Sie einnehmen.

Ich möchte aber Ihre Aufmerksamkeit auf zwei Umstände lenken. Zum einen wurde meine Entdeckung des Erregers der Herz-Kreislauf-Erkrankungen von den Experten als „Lyssenko-artig" charakterisiert. Soweit mir bekannt ist, versuchte Lyssenko seinerzeit, den „niederen" Roggen in „königlichen" Weizen zu verwandeln, was nur durch genetische Transformationen zu erreichen gewesen wäre. Aber genau dies entspricht doch der Meinung derselben Kardiologen, die schreiben, dass „die genetische Vielgestaltigkeit der Makro- und Mikroorganismen die Entwicklung krankhafter Prozesse beim Menschen bestimmt". In Übereinstimmung mit diesem in der Kardiologie allgemein akzeptierten Standpunkt nimmt man auch an, dass Thromben aufgrund emotionaler und physischer Überbelastung auftreten. Doch wie wir wissen, ist es keinem einzigen Wissenschaftler gelungen – auch nicht theoretisch – zu erklären, auf welche Art Stress in rot-weiße Thromben umgewandelt wird. In meiner Theorie aber werden keinerlei Umwandlungen erwähnt, weder die aus der Pflanzenzucht noch die aus der heutigen Medizin. Ich versuche nur, ein in der Medizin seit Langem bekanntes Postulat zum Leben zu erwecken: „Jede Krankheit ist eine Reaktion des Organismus auf eine Infektion." Außerdem möchte ich beweisen, dass Thromben nicht aus Blutplättchen, sondern aus Trichomonaden bestehen. Dabei behaupte ich tatsächlich, dass all die zahlreichen Herz-Kreislauf-Erkrankungen verschiedene Erscheinungen der Trichomoniasis sind. Mit anderen Worten, Herz-Kreislauf-Erkrankungen haben eine infektiöse Natur, ihr Erreger ist die Trichomonade. Doch während ich die Trichomonade als primären Faktor der Erkrankung sehe, unterstreiche ich schon immer die Wichtigkeit der sekundären Faktoren: der zahlreichen krankheitserregenden Mikroorganismen, gesundheitsschädlichen Gewohnheiten, ungünstigen Lebensbedingungen, einer nicht vollwertigen Ernährung etc.

Zweitens erwähnen die Experten, dass schon 1988 Arbeiten veröffentlicht wurden „über die Wirkung von Chlamydien auf die Entwicklung der chronischen Insuffizienz und des Herzmuskelinfarkts, wobei bei einer Untersuchung in Finnland Antikörper bei 85 bis 87 % bei erkrankten sowie bei 61 % gesunder Menschen festgestellt wurden". Diese Tatsache ist deshalb auffallend, weil sie sehr klar den Konservatismus und die Unbeweglichkeit der Medizin charakterisiert: Vor über zwanzig Jahren wurden solch sensationelle wissenschaftliche Meldungen publiziert, doch erst Anfang des 21. Jahrhunderts wurde in den Medien eine breite Chlamydien-Kampagne initiiert, bei der wiederum unsere Landeskardiologen unbeteiligt blieben. Deshalb verwundert es nicht, dass die Sekretärin eines wissenschaftlichen Ideologen des WNKZ meine Theorie zu jahrzehntelangem Verschweigen „verurteilt"; ihre Leitung würde sie wohl zu einem lebenslangen Ignorieren verurteilen, wenn es in ihrer Macht stünde. Doch das Problem eines gesunden, störungsfrei arbeitenden Herzens und zuverlässiger Gefäße, die jeder emotionalen und physischen Belastung gewachsen sind, ist nicht nur meine und der Kardiologen Sorge, sondern eines jeden von uns. Deshalb hoffe ich, wo es mir nicht glückt, als Einzelkämpferin positive Ergebnisse zu erzielen, dass es eher gelingen wird, wenn eine ganze „Armee" von Betroffenen aus meinen Büchern erfahren wird, was in ihren Körpern geschieht und was andererseits in dem Gesundheitssystem vorgeht, das schon lange nicht mehr seiner eigenen Bestimmung nachkommt. Medizin (lateinisch: medicina – Heilkunst) ist ein Wissenschaftssystem und eine praktische Tätigkeit, die auf die Erhaltung und Stärkung der Gesundheit des Menschen gerichtet ist, auf Verlängerung seines Lebens, auf Vorbeugung und Heilung von Krankheiten.

Die Besuche beim WNKZ endeten für mich ergebnislos. Doch die Gespräche mit den Laborleitern waren nicht immer vergeblich, manche haben mich mit neuem Wissen bereichert. Zum Beispiel wurde ich in Erstaunen versetzt, als ich merkte, wie extrem eng die Spezialisierung nicht nur der Wissenschaftler, sondern auch der Laborangestellten war. Es wird keine große Übertreibung sein, wenn ich sage, dass ein Wissenschaftler, der den Vorhof des Herzens erforschte, absolut keinen Bezug zur Herzkammer hatte, die ebenfalls ein Bestandteil unseres Herzens ist. Gar nicht zu sprechen vom gesamten Herz-Kreislauf-System und seinem Zusammenspiel mit dem Organismus, geschweige denn mit irgend so einer Trichomonade oder anderen Infektionen! Deshalb gab es hier schlicht niemanden, der für die Infektion durch die Trichomonaden zuständig war. Und es war wohl niemand bereit, die dafür notwendigen Veränderungen im Wissenschaftsbetrieb vorzunehmen. Doch was bemerkenswert ist: Genau zu der Zeit, als ich meine Unterlagen über die Infektionsnatur der Herz-Kreislauf-Erkrankungen vorgelegt hatte, rief Jewgenij Tschasow, wie man mir sagte, seine Mitarbeiter eindringlich dazu auf, neue Ideen und Themen für Forschungen zu entwickeln. Aber überlegen Sie einmal: Welche neuen Themen können im Bereich „Vorhof" oder „Herzkammer" auftauchen, diesen bis zum letzten Molekül erforschten Organbestandteilen? Nach meinem Verständnis der

Verbindung zwischen Position und Aufgabe muss der Angestellte auf dem Niveau des Laboranten wissen, was er morgen tun wird; der wissenschaftliche Mitarbeiter eine Woche im Voraus, der Abteilungsleiter einen Monat voraus, der Generaldirektor des WKNZ mindestens ein Jahr im Voraus. Wäre also Tschasow Wissenschaftler von Gottes Gnaden, dann würde er eine neue, nicht den bekannten Schablonen entstammende und leicht zu überprüfende Idee nicht ablehnen. Und bei seinem damaligen Gewicht in der UdSSR und der Wichtigkeit des „Herzproblems" für die Führungskräfte hätte die russische Kardiologie schnell eine führende Rolle in der Weltmedizin erreichen können. In dieser Zeit hätte man viele Menschenleben erhalten und der Staat seine hohen Gesundheitskosten senken können. Ja, auch unsere Mediziner hätten ihre Probleme mit zu niedrigen Gehältern besser lösen können. Diese könnten einfach auf Kosten der Ersparnis und Effektivität der Behandlung erhöht und pünktlich gezahlt werden. Doch leider ist das alles nicht geschehen.

Dafür hat mich einer seiner Mitarbeiter, dessen herzkranke Mutter zu der Zeit im WKNZ lag und einer Hormonbehandlung unterzogen wurde, gewarnt: „Sie gehen von Institut zu Institut und berichten über Ihre Entdeckungen. Irgendjemand wird sie als Entdeckung anmelden, so dass Sie nicht erkennen werden, dass es Ihre sind, jedoch die Möglichkeit einer eigenen Patentanmeldung verlieren." Den Rat eines Wissenschaftlers, der die Interna des medizinischen Wissenschaftsbetriebs kennt, habe ich ernst genommen und bin prompt nach Hause zurückgekehrt. Dort habe ich in anderthalb Monaten gleich drei Anträge auf Entdeckung vorbereitet (NK425, NK426 und NK427 vom 19.06.1990) und angemeldet.

Nachweis der parasitären Herkunft
der Herz-Kreislauf-Erkrankungen

Doch kehren wir nun zum Blut und den dort lebenden Trichomonaden zurück. Hätte ein wissbegieriger Kardiologe das Stück thrombenverstopfte Vene nach dem Herausschneiden nicht in Formalin getan, wo alles Lebendige stirbt, sondern in eine Nährlösung für Trichomonaden, dann hätte er in ein bis zwei Tagen diese Parasiten entdeckt. Danach könnte die Untersuchung fortgesetzt werden, indem man für die Zellen extreme Bedingungen schafft: Bestrahlung durch tödliche Dosen, Bearbeitung mit Trypsin, Behandlung mit großen Temperaturschwankungen usw. Wenn die Thromben absterben, dann bestehen sie aus Blutplättchen mit Eiweißnatur. Wenn sie aber am Leben bleiben oder gar amöboide bzw. begeißelte Formen annehmen, dann sind dies lebende Mikroorganismen, die eine Außenmembran von nicht eiweißhaltigem Charakter haben, die gegen Trypsin und andere tödliche Einwirkungen beständig ist. Dann müsste man die Untersuchungen fortsetzen: auf der Zellebene, auf der molekularen und der genetischen Ebene. Parallel dazu wäre es sinnvoll, vergleichende Experimente mit Tumorzellen und Trichomonaden durchzuführen. Es ist Zeit, in der Medizin von der Behandlung einzelner Krankheiten Abstand zu nehmen und die gemeinsamen Bemühungen auf die Gesunderhaltung des Menschen als Gesamtheit zu richten.

Unzweifelhaft könnten sich Wissenschaftler, wenn sie diese Absicht hätten, in kurzer Zeit von der parasitären Herkunft der Herz-Kreislauf-Erkrankungen überzeugen. Doch sie tun dies nicht, scheinbar aus dem Vorurteil heraus, weil das nicht so *einfach* sein kann. Doch den Erreger dieser Krankheiten zu entdecken, heißt nicht, das Problem „einfach" zu lösen. Trichomonaden leben seit

Langem im menschlichen Körper und haben sich dort stabil einge-
richtet. Die Tatsache, dass sie von den Medizinern übersehen werden, kommt den Parasiten sehr zugute – und bringt uns Menschen
großes Leid. Aber auch wenn die Kardiologen in den
Thrombuszellen die Trichomonaden erkennen, wird es sehr
schwierig sein, diese Krankheiten gänzlich zu besiegen. Genau hier
werden Scharfsinn, Weitblick und Intellekt dieser Wissenschaftler
von Nutzen sein. Leider arbeiten sie heute nach Methoden der
herrschenden Lehrmeinung, die den Staat teuer zu stehen kommen
und den Patienten allemal – im weitesten Sinne des Wortes.
Deshalb sind Erkrankte gezwungen, eigene Methoden des
Überlebens zu entwickeln, um zu überleben. Von einer solchen
wird im Weiteren die Rede sein.

Woran krankt das Herz?

Unter dieser Überschrift erschien vor mehr als zwanzig Jahren
mein Artikel über die parasitäre Natur von Herz-Kreislauf-
Erkrankungen in der Zeitung „Ne moshet bytj". Außerdem
erwähnte ich in meinen Publikationen über Krebs wiederholt das
„schlechte" Cholesterin, das regelmäßig in den Organismen von
Krebspatienten gefunden wird. Doch auch viele Herzkrankheiten
sind eng mit dem Begriff „Cholesterin" verbunden. Ein gestiegener
Cholesterinspiegel führt, wie Mediziner behaupten, zu Infarkten,
Schlaganfällen und anderen Krankheiten. Folglich soll man seinen
Gehalt im Blut genau beobachten und ihn auf maximal 5 mmol
pro 1 halten. Wenn aber bekannt ist, dass jemand in der Familie,
besonders die Vorfahren mütterlicherseits (Mutter, Großmutter,
Urgroßmutter), einen Infarkt oder Schlaganfall erlitten haben, sollte man sogar unter diesem Spiegel bleiben.

Trotz der hohen Sterblichkeit an Herz-Kreislauf-Erkrankungen empfinden Menschen die größte Angst nach der Diagnose „Krebs". In den vorangegangenen Kapiteln haben Sie eine Vorstellung von der wahren parasitären Natur solcher Krankheiten wie ischämische Herzkrankheit, Arteriosklerose und Thrombose der Blutgefäße bekommen. Und, davon bin ich überzeugt, Sie haben verstanden, dass all das verschiedene Erscheinungsformen ein und derselben Infektion im menschlichen Körper sind, die zu verschiedenen Krankheiten führen können, darunter Krebs oder Herzinfarkt. Mit anderen Worten, diese Krankheiten haben eine gemeinsame biologische Ursache; sie werden von sich immer weiter vermehrenden Trichomonadenkolonien verursacht, wenn Tochterzellen, ohne sich von der Mutterzelle abzulösen, neue Zellen bilden. Der Unterschied besteht in der Lokalisation: Die sogenannten Tumoren entstehen in Organen und Geweben des Körpers, Thrombosen in den Gefäßwänden, die Ischämie als Ergebnis der Ersetzung normaler Herzzellen durch Trichomonaden und der „Bedeckung" dieser durch Bindegewebe.

Leider weicht diese Vorstellung über die parasitäre Natur oben genannter Krankheiten grundsätzlich von der in der Medizin akzeptierten Vorstellung ab – der somatischen Herkunft, bei der der Mensch selbst an all seinen Leiden schuld ist. Dadurch wurden auch die entsprechenden Behandlungsmethoden geprägt. Doch wie die medizinische Praxis zeigt, sind die offiziellen Behandlungsmethoden wenig effektiv, um es vorsichtig auszudrücken. Deshalb sehen sich viele Patienten genötigt, sich entweder an Heiler und Heilkundige zu wenden oder ihre Gesundheit selbst in die Hand zu nehmen. In jedem Fall sind sie gezwungen, um ihre Krankheit nicht zu vernachlässigen, regelmäßig den Blutdruck zu messen und auch sonst ihren Körper intensiv zu beobachten und auf die Alarmzeichen des Herzens zu achten. Nehmen wir beispielsweise einen Mann, der über vier Jahrzehnte zufrieden gelebt hat und nun merkt, dass seine Leistungsfähigkeit nachlässt. Noch vor Kurzem konnte er mit Leichtigkeit in die vierte oder fünfte Etage hochlaufen, lange Joggingtouren mitmachen oder auf Berge klettern und hatte morgens nach einer fröhlichen Feier im Freundeskreis nie an irgendeiner Art von Kater gelitten. Doch nun empfindet er seit einiger Zeit eine ihm bisher unbekannte körperliche Beeinträchtigung. Regelmäßig treten Erstickungsgefühle, Schwächeanfälle, Atemnot beim Gehen oder Schmerzen im Bereich des linken Schulterblattes mit Ausstrahlen in den Arm oder das Kinn auf. Noch ist es so, dass diese Beschwerden aufhören, wenn er stehen bleibt. Doch kaum hat er sich wieder in Bewegung gesetzt, tauchen sie wieder auf. Und insgesamt führt sich das Herz im Laufe des Tages sehr merkwürdig auf. Mal scheint es stillzustehen, dann schlägt es unregelmäßig und am Abend wird der Mann häufig von einem trockenen Husten überrascht.

Das alles sind Symptome der Herzerkrankung. Der Herzanfall selbst wird durch folgende Symptome begleitet: Es tritt ein Gefühl unangenehmen Drucks auf, ein Völlegefühl, ein Zusammendrücken oder ein Schmerz in der Brust, der in den Rücken, den Nacken oder Unterarm ausstrahlt. Es treten außerdem Schweißausbrüche, Atemnot oder Übelkeit auf. Wenn man im Gehen einen Schmerz in der Herzgegend verspürt, sollte man stehen bleiben, sich wenn möglich hinsetzen oder hinlegen, auf keinen Fall aber die Bewegung oder Arbeit fortsetzen. Idealerweise sucht man sofort einen Arzt auf oder ruft den Notarzt. Notfallärzte verwenden in letzter Zeit Nitrospray bei Herzanfällen. Es wird unter die Zunge gesprüht und fünf Minuten später noch einmal gegeben. Sogleich fühlt sich der Patient besser, der Blutdruck fällt. Nitrospray hilft auch bei Gefäßkrämpfen und Stenokardie.

Chlamydiensensation

Es ist kein Geheimnis, welch tragische Folgen der Irrtum der Medizin bezüglich der Sterilität des menschlichen Blutes für uns hat. Dennoch haben unsere Wissenschaftler, wie wir wissen, bereits vor über hundert Jahren Tumorzellen im Blut entdeckt. Sie haben erklärt, dass diese noch lange vor der Entdeckung des Tumors im Körper des Patienten in den Blutbahnen auftauchen und dass ihre Anzahl bei operativer Tumorentfernung erheblich steigt. Doch noch wesentlich früher haben ausländische Wissenschaftler diese Beobachtung gemacht. Beispielsweise beschrieb Armand Trousseau 1865 das Durchwachsen von Tumorgewebe in den Venenhohlraum (offensichtlich bekam genau diese Erscheinung später den Namen „Thrombose"). Zwei Jahre später entdeckte Elivort Tumorzellen im peripheren Blut eines Krebskranken. Ashworth beobachtete 1869 Krebszellen im Blut eines Patienten mit mehrfachen Hautkrebsknoten. Später bestätigten Forscher das Auftreten von Tumorzellen im Blut nicht nur im weit fortgeschrittenen Krebsstadium, sondern auch in Anfangsstadien. Sie bemerkten auch, dass Metastasen seltener entstehen, als es Krebszellen im Blut gibt. Professor Michail Newjadomskij entdeckte ebenfalls Tumorzellen im Blut und erklärte, dass die Geschwulst erst dann beginnt, sich stürmisch zu vermehren, wenn das Blut seine Wehrhaftigkeit gegenüber Krebszellen verloren hat. Arendarewskij veröffentlichte seine Beobachtungen darüber, dass nach einer chirurgischen Intervention, zum Beispiel nach der Entfernung einer

Geschwulst in der Lunge, eine erhebliche Steigerung des Eintritts von Krebszellen ins Blut beobachtet wird. Dasselbe wurde von mir auf Fotos festgestellt, auf denen das Blut von Krebskranken während ihrer Behandlung mit Strahlen- beziehungsweise Chemotherapie aufgenommen wurde. Mehr noch, wie man sieht, können diese Methoden der Einwirkung auf die Geschwulst mit dem Ziel ihrer Desintegration die Ursache für Thrombosen in den Blutgefäßen werden oder für mehrfachen Krebs, weil die frei gewordenen Krebszellen „eine große Neigung zeigen, sich zu isolieren und auf große Entfernungen zu verbreiten"; sie gelangen ins Blut, werden im gesamten Organismus verteilt und bilden neue Kolonien – Thromben und Geschwulste.

Auch die Tatsache, dass die berühmten Parasitologen (Jewgenij Pawlowski, E. Visir) unter anderem schon vor 40 bis 50 Jahren Trichomonaden im Blut entdeckten, ist bekannt. Doch das hindert die Hämatologen und Kardiologen nicht daran, unser Blut für steril zu erklären. Wenn aber das Blut keimfrei, das heißt nicht infiziert ist, dann sind die Mediziner quasi nicht schuld an ihrer Unachtsamkeit mit den Patienten. Letztere sind selbst schuld – es sind ihre eigenen kurzlebigen Blutplättchen, die aus irgendeinem Grund auf einmal ewig haltbare und gegen alle Vernichtungsversuche resistente Thromben bilden; und es sind ihre emotionalen Explosionen, die das aus unerklärlichen Gründen geschwächte Herz zerreißen. Doch in letzter Zeit tauchten in der wissenschaftlichen und auch in der Publikumspresse gleichzeitig zahlreiche Meldungen über die Entdeckung von Bakterien und Viren im menschlichen Blut auf. Zu den Bakterien gehören Chlamydien, zu den Viren das Herpesvirus. Besonders viel wurde über Chlamydien berichtet. Die Zeitungen „Mir Nowostej" Nr. 22/1997, „Argumenty i Fakty" Nr. 25/1997, „Iswestija" Nr. 1/1998, „Medizinische Zeitung" Nr. 4/1998 und Nr. 12/1998 (Ist es Ihnen auch aufgefallen? Die medizinische Fachzeitschrift reagierte als Letzte.) und andere

112

Zeitungen und Zeitschriften diskutierten diese Sensation ausgiebig.

In diesen Publikationen lesen wir, dass der Auftritt des Ehepaares Saikku, der beiden finnischen Mikrobiologen, auf dem Internationalen medizinischen Kongress in Wiesbaden einschlug wie eine Bombe. Das Thema: ihre Entdeckung der Chlamydien als Verursacher von Herzinfarkt. Nach ihrer Meinung beginnen Chlamydien, nachdem sie in den menschlichen Körper gelangt sind, sich intensiv zu vermehren, was zum Absterben fast aller Blutkörperchen führt. Die Leichen abgestorbener Leukozyten bilden an den Wänden der Blutgefäße und Arterien einen eigentümlichen Belag, was zum allmählichen Verstopfen der Gefäße, zu Arteriosklerose und dann zum Infarkt führt. Somit haben die ausländischen Wissenschaftler der allgemein akzeptierten Meinung widersprochen und behaupten, dass Thromben nicht aus Thrombozyten, sondern aus Leukozyten, weißen Blutkörpchen, gebildet werden. Das ist schon eine gewaltige Sensation, denn es bedeutet, so intensiv die Herzkrankheiten auch erforscht werden, sind sich die Wissenschaftler noch immer nicht einig darüber, woraus Thromben bestehen. Nun sollen es nicht mehr „Thrombozyten" sondern Leukozyten sein?

Ehrlich gesagt, auch hier sehe ich eine Unstimmigkeit: Es ist nachgewiesen, dass der Lebenszyklus von weißen Blutkörperchen nur wenige Tage beträgt, wonach sie zu Aminosäuren zerfallen und diese wiederum vom Körper assimiliert oder aber ausgeleitet werden. Auf welche Art und Weise bilden sie „unsterbliche" Thromben, die weder durch mechanisches Fragmentieren noch durch Laserstrahlen vernichtet werden können? Möglicherweise meinen die finnischen Wissenschaftler mit Leukozyten eigentlich Lymphozyten, die ebenfalls zu den Leukozyten gehören. Diese wiederum sehen zystoiden Trichomonaden ähnlich. Ich hoffe, man wird mit der Zeit Klarheit in dieser Sache schaffen und erkennen, dass Thromben aus einzelligen Parasiten bestehen.

Doch nicht nur finnische Wissenschaftler entdeckten Chlamydien an unerwarteter Stelle. Beispielsweise hat der Kardiologe Josef Muhlestein von der Universität des Staates Utah in Salt Lake City im Blut von Arteriosklerosepatienten die Bakterie Chlamydia pneumoniae entdeckt. Muhlestein und seine Mitarbeiter hatten sklerotische Ablagerungen, die von den Gefäßwänden von mehr als 90 Patienten entnommen wurden, analysiert und bei 4 von 5 das Vorhandensein von Mikroben festgestellt – Erregern von Lungenentzündung und anderen Erkrankungen der Atemwege. Diese Entdeckung löste eine regelrechte Sensation aus. Es tauchten eine Anzahl Fragen auf. Zum Beispiel: Sind Herzinfarkt und Schlaganfall möglicherweise Infektionskrankheiten? Können sie eventuell mithilfe einfacher Antibiotika aus der Apotheke abgewendet/verhütet werden? Und die wichtigste Frage: Ist es möglich, dass man sich Herzinfarkt „holen" kann wie eine Grippe?

Die Diskussion der Ansteckungsfähigkeit der Herz-Kreislauf-Erkrankungen weitet sich immer mehr aus. Die internationale Organisation International Cardiology Forum führte in der irischen Stadt Killary eine Besprechung von Experten zum Problem „Akutes Koronarsyndrom" durch, auf dem Kardiologen aus verschiedenen Ländern der Welt vertreten waren. Einer der Referenten war der englische Wissenschaftler M. Davies, der über die Besonderheiten arteriosklerotischer Plaques berichtete. Diese zeichnen sich aus durch Rupturen, Ausfluss in die Blutbahnen, was wiederum die Thrombenbildung fördert und durch lokale Entzündungsprozesse begleitet wird. Er stellte die These auf, dass der gesamte Krankheitsverlauf durch eine Infektion bedingt ist, darunter auch durch Chlamydien. Noch weiter ging der deutsche Professor Wolfgang Still, der erklärte, dass 60 bis 80 % der Fälle von Arteriosklerose durch Tröpfcheninfektion ausgelöst werden.

Mit anderen Worten, die Bakterien der Art Chlamydia pneumoniae können, wie auch der Grippeerreger, durch Husten oder Niesen übertragen werden. Es drängt sich die Vorstellung auf, dass viele Menschen, die von Chlamydien infiziert und an Arteriosklerose erkrankt sind, jede andere Person sogar bei einer Begegnung auf der Straße infizieren können. Da aber Herzinfarkt und Schlaganfall meistens eine Folge der Arteriosklerose sind, kann man sich demzufolge auch daran anstecken.

Die Folgen des Chlamydien-Booms

Die Meldungen über die Ansteckungsgefahr des Herzinfarkts sind wahrhaft sensationell, allein schon deshalb, weil sie diese unheilbare Krankheit praktisch auf eine Ursache zurückführen. Denn in der gesamten Geschichte der Erforschung der Herz-Kreislauf-Erkrankungen zählten die Mediziner bis zu 250 Ursachen, die sie hervorrufen. Dabei wurde oft ein Paradoxon beobachtet: Bei Anwesenheit fast aller Bedingungen für den Infarkt bekamen manche Menschen diese Krankheit nicht und umgekehrt, Menschen, die einen relativ gesunden Lebenswandel führten, starben auf einmal genau an dieser Krankheit. Nun kann auf einmal alles durch eine Ursache erklärt werden: Diejenigen, an denen der Herzinfarkt vorbeiging, waren einfach nicht mit Chlamydien infiziert.

Wie haben denn die Wissenschaftler in unserem Land auf den Chlamydien-Boom reagiert? Unterschiedlich. Der Leiter des Republikanischen Arteriosklerosezentrums Professor Nikolaj Grazianskij sagte Folgendes: „Chlamydien können eine Entzündung und aktive Immunreaktion auslösen, die von einer Schädigung der inneren Gefäßwände begleitet wird. Die Entzündung betrifft auch die arteriosklerotische Plaque, welche im

Ruhezustand außer der Gefäßverengung keine andere Gefahr darstellt. Doch wenn sie sich entzündet, droht sie zu zerplatzen. Die in ihr befindlichen Stoffe kommen in Kontakt mit dem Blut und begünstigen die Bildung von Thromben. Das Blutgefäß wird verstopft und es entwickelt sich ein Herzinfarkt …"

Doch die Wissenschaftler haben keinen direkten Beweis dafür, dass Chlamydien die Ursache der Arteriosklerose sind. Möglicherweise ist das der Grund, dass der Chefkardiologe von Moskau, Professor A. Jurenew, der sich noch an traditionelle Ansichten hält, gleichgültig gegenüber dieser Sensation ist, die die wissenschaftliche Welt erschütterte. Er meint, dass „die Infektionstheorie der Arteriosklerose nicht die neueste und nicht die populärste unter den Kardiologen" ist. Jurenew glaubt, dass die Gefäße durch solche Faktoren wie Bluthochdruck, Rauchen, Stress beschädigt werden können, die den Gehalt besonderer, die Gefäße schädigender Stoffe im Körper erhöhen. Es können auch infektiöse Mikroorganismen eine Rolle spielen – Viren oder Bakterien, darunter auch Chlamydien. Doch der Professor selbst hofft die Antwort in der Genetik zu finden: „Erst jetzt kommen wir auf die genetische Ebene, die wichtigste, da sind die Ursachen praktisch aller Krankheiten versteckt. Noch aber … ist es schwierig, exakte Ursachen von irgendetwas zu benennen." Mit anderen Worten, bei aller Verschwommenheit dieser Antwort kann man annehmen, dass er die Ursache für die Bildung von Thromben nicht in Thrombozyten, sondern in genetischen Verwandlungen der Epithelzellen (oberste Zellschicht der Haut und Schleimhaut) in „thrombotische" sieht. Und seine Worte darüber, dass „dort die Ursachen praktisch aller Krankheiten versteckt sind", deuten auf die Idee der Ähnlichkeit der „thrombotischen" und der Krebszellen. Somit sieht es aus, als würden Kardiologen beginnen, das Blutsystem nicht mehr als getrenntes Organ zu betrachten, sondern den Zusammenhang mit dem gesamten Organismus zu sehen, und sich jetzt vorstellen können, dass die Neubildungen in den Gefäßen und Organen ein und dieselbe Ursache haben könnten. Wenn ich das richtig verstanden habe, dann ist das ein gutes Zeichen. Doch schade, dass die Ursache „praktisch aller Krankheiten" nicht in einer Infektion, sondern in den nichtexistenten Zellumwandlungen gesehen wird.

Schließlich sind Chlamydien auch in das Blickfeld des Zentralen Forschungsinstituts für Haut- und Geschlechtskrankheiten (ZKWI) geraten, dessen Mitarbeiter am Internationalen Kongress in Barcelona teilgenommen haben. Dort haben südafrikanische Ärzte über die Entdeckung von Chlamydien in arteriosklerotischen Plaques berichtet. Sie fanden darin etwas, das Fettablagerungen ähnlich sieht. Und als das Material in die USA zur Analyse gesandt wurde, stellten amerikanische Forscher fest: Die scheinbaren Fettablagerungen entpuppten sich als ... lebende Chlamydien. Die Tatsache der Entdeckung der krankheitserregenden Chlamydien zwingt die Wissenschaftler dazu, darüber nachzudenken, warum sie dort aufgetaucht sind: Entweder lösen die Bakterien den Triggermechanismus (Umschalten aus einem Zustand in einen anderen durch ein Signal von außen) der Arteriosklerose aus, oder sie legen auf der Suche nach Nahrung einen weiten Weg im Körper zurück. Es heißt, Chlamydien können nicht überall existieren. Meistens befallen sie bestimmte Zellen – Epithelzellen, in denen sie leben, sich ernähren und vermehren können.

Die medizinische Wissenschaft begann erst in jüngster Zeit, sich mit Chlamydien zu befassen. 1972 wurden sie in eine eigene Familie ausgesondert. Die kleine – von den Maßen nur etwas größer als ein Virus – Chlamydie wurde bei den Bakterien eingestuft. Sie existiert in zwei Formen: als Elementarkörper (frei lebend) und Retikularkörper (parasitierend). In der Zelle sind Chlamydien nicht sichtbar, noch nicht einmal im Elektronenmikroskop, man sieht nur, dass es einen Einschluss gibt.

Wissenschaftler meinen, dass, wenn die Chlamydie von der Zelle aufgenommen wird, sie dann ein Stückchen der Zellhülle „mitnimmt" und sich anschließend im Zellplasma in Form eines Einschlusskörperchens niederlässt. Alles, was innerhalb des Einschlusskörperchens geschieht, reicht nicht über die Grenzen des Einschlusses bis zum Ende des Vermehrungszyklus der Retikularkörperchen. So entsteht in der Wirtszelle eine Mikrokolonie. Der Zyklus der Persistenz (des Verbleibs der Bakterien in der Zelle) endet mit der Zerstörung der Wirtszelle, die Chlamydien gelangen in die Freiheit, nun schon als Elementarkörperchen. Doch lange können sie ohne Wirt nicht leben, da sie selber kein Adenosintriphosphat (ATP) erzeugen – Energie, die sie für ihre Vermehrung benötigen.

Die Wissenschaftler des ZKWI haben auf dem Kongress in Barcelona ebenfalls eine sensationelle Meldung gemacht. Sie berichteten, dass sie das Geheimnis der erfolglosen Behandlung der Chlamydiose mit Antibiotika im Falle der Persistenz von Bakterien innerhalb der Zelle gelüftet haben. Der Impuls für die Forschungen war die Tatsache, dass mit traditionellen Methoden keine Krankheitserreger bei den Patienten der Behandlungsabteilung des Instituts festgestellt wurden. Ausgehend davon, dass Chlamydien nicht in Nährmedien wachsen – sie brauchen lebende Zellen, in denen sie ihren gesamten Entwicklungsprozess durchlaufen können, vom Retikular- bis zum Elementarkörperchen – züchteten die Wissenschaftler eine Gewebekultur und siedelten dort diese Bakterien an. Danach modellierten sie eine Persistenzinfektion. Als sie diese dann mit Antibiotika behandelten, geschah dasselbe wie auch bei den Patienten: Die Antibiotika hatten keine Wirkung auf Chlamydien. Die Forscher schlussfolgerten: Die Ursache der Unerreichbarkeit der Chlamydien für Medikamente liegt in ihrer Persistenz. Während des sogenannten Stillstands im Zyklus der Zellteilung verändern die Retikularkörperchen ihre

Empfindlichkeit gegenüber Antibiotika. Die gegen Chlamydien wirksamen Antibiotika besitzen bakteriostatische Wirkung – sie blockieren die Eiweißsynthese in ihrem Ribosom. Doch während der Zykluspause erfolgt keine Synthese und so wirkt das Antibiotikum nicht. Dessen Verwendung kann zur Schwächung der Immunkraft beim Patienten, zu Dysbakteriose und anderen negativen Folgen führen. Und in all diesen Fällen bleibt die Chlamydie völlig „gleichgültig" allen vom Arzt verordneten Mitteln gegenüber.

Als Ergebnis dieser Untersuchungen sahen die Forscher die Möglichkeit zweier neuer Vorgehensweisen bei der Behandlung von Chlamydiose-Patienten. „Die erste besteht darin, dass man versucht, Chlamydien in einen aktiven Zustand zu zwingen und sie dann mit Antibiotika zu vernichten. Die zweite in der Verlangsamung des Vermehrungsprozesses für die Zeit, in der ein natürlicher Wechsel des Epithels im Organismus geschieht. Dann werden die benachbarten Zellen nicht in Mitleidenschaft gezogen. Heute arbeitet das ZKWI an einem der dringendsten Probleme – dem Erarbeiten neuer Methoden bei der Behandlung der Chlamydiose."

Also, wir sehen, der „Chlamydien-Boom" zeigt Früchte: Das Aufdecken von Chlamydien im Herz-Kreislauf-System zwang endlich auch die Venerologen, sich dieser krankheitserregenden Bakterie zu widmen. Denn ursprünglich wussten die Wissenschaftler, dass Chlamydien auf dem Geschlechtswege von Mensch zu Mensch übertragen werden, das heißt, Erreger der Geschlechtskrankheit Chlamydiose sind. Jetzt aber wurde bekannt, dass diese Bakterien auch Ursache für Pneumonien, Bronchitis, Pharyngitis sowie die Sklerotisierung von Herzgefäßen sein können, was immer als Hauptursache der ischämischen Herzkrankheit und des Herzinfarkts galt. Und während unsere Urologen nur theoretische Diskussionen darüber führen, haben ausländische Kardiologen bereits mit klinischen Untersuchungen begonnen. Sie teilten die an Herzschwäche Erkrankten in Gruppen auf und behandelten einen Teil von ihnen innerhalb von 18 Monaten mit Antibiotika, den anderen nicht. In dieser Zeit wurden die „Herz-Kreislauf-Ereignisse" – Fälle von wiederholtem Infarkt, Shunt-Operationen und andere – registriert. Bei den von Chlamydien infizierten Patienten, die Antibiotika erhielten, gab es um ein Vierfaches weniger „Herz-Kreislauf-Ereignisse" als bei solchen, die nicht mit Antibiotika behandelt wurden. Daraufhin stellten die Wissenschaftler die Hypothese auf, es gäbe die Möglichkeit, Herzinfarkt und die ischämische Herzkrankheit mit Antibiotika zu heilen. Um diese Hypothese zu prüfen, werden sie eine Menge Untersuchungen durchführen müssen. Die amerikanische Zeitschrift „Newsweek" hat die Vermutung geäußert, dass die Senkung der Sterblichkeit durch ischämische Herzkrankheit in den USA in den 1980er-Jahren mit der Steigerung der Verwendung von Tetrazyklin und Erythromycin in Verbindung steht. Schließlich hat auch unsere Zeitung „Iswestija" berichtet: „Im Zusammenhang mit dem Chlamydien-Boom werden, wie aus dem Russischen kardiologischen Wissenschaftskomplex verlautbart, auch bei uns Untersuchungen beginnen." Ihr Wort in Gottes Ohr!

Bringt der Chlamydien-Boom die Lösung?

Und nun, wenn Sie nichts dagegen haben, lassen Sie uns Klarheit darüber schaffen, was mit dem „Chlamydien-Boom" alles verbunden ist. Wissenschaftler verschiedener medizinischer Fachrichtungen gehen jeweils ihre eigenen Wege zur Lösung des Chlamydienproblems. Doch wird es jemandem von ihnen gelingen, dieses Problem zu lösen? Ich bin überzeugt: Nein, wird es nicht. Nicht auf diesem Wege. Was dies verhindert, das möchte ich mit Ihnen jetzt erörtern.

Fangen wir ganz von vorne an. Erstens haben Wissenschaftler bereits in der Mitte des 19. Jahrhunderts Krebszellen im Blut entdeckt. Da aber von mir experimentell nachgewiesen wurde, dass Krebszellen geißellose Formen der Trichomonade sind, so waren folglich bei Krebskranken einzellige Parasiten entdeckt worden, die irrtümlich Tumorzellen genannt wurden. Zweitens, in der Mitte des 20. Jahrhunderts haben sowjetische Wissenschaftler im Blut erkennbare Formen der Trichomonaden gefunden, darunter auch begeißelte. Dies wurde möglich, da im Körper des Menschen bereits eine Störung der Mikrobenbalance stattfand: Bazillen und Viren, die Epidemien hervorrufen, wurden durch die Medizin niedergekämpft, was die Aktivierung von Trichomonaden begünstigte. Zur damaligen Zeit, bereits ab den 1930er-Jahren, begannen viele Frauen an verzehrender Trichomonaskolpitis und an Fehlgeburten zu leiden. Gerade die in der Nachkriegszeit – nach 1945 – weit verbreitete Krankheit Trichomoniasis veranlasste den Tierarzt Alexej Dorogow, das bekannte Mittel ACD-2 zu entwickeln, mit dem er vielen Frauen helfen und auch viele Krebspatienten heilen konnte.

Die Spitze der offiziellen Medizin jedoch, die heute die krankheitserregende Fähigkeit der Trichomonade und die Infektiosität von Krebs und Infarkt nicht anerkennt und früher die Entdeckungen von Dorogow, Troizkaja, Prodan, Woroschilow und anderen Entdeckern unseres Landes ablehnte, begünstigte damit, dass der einzellige Parasit große Kraft gewann, die gesamte Menschheit besiedelte und zur größten Gefahr für ihr Fortbestehen wurde.

Allerdings hat auch die sexuelle Revolution in der zweiten Hälfte des 20. Jahrhunderts ebenfalls ihre Korrekturen eingebracht. Neben Trichomonaden wurde Menschen immer häufiger auch von

Chlamydien, Mykobakterien, Gonokokken, Mikroplasma, Urea-plasma, Gardnerellen, Herpesviren und anderen krankheitserregenden Bakterien und Keimen infiziert. Diese Mikroorganismen sind nicht in der Lage, die Trichomonade in dem Maße zu verdrängen, wie es seinerzeit den Pestbazillen gelang; sie zwangen diese lediglich in geißellose Formen und stimulierten ihre Vermehrung mit der Bildung von Formen, die weniger der Zerstörung unterliegen – Kolonien, die von der Medizin als Geschwulste und Thromben definiert wurden. Infolgedessen entstanden anstatt der früher bekannten Epidemien kardiologische und onkologische Krankheiten. Und nicht nur diese, sondern, wie wir wissen, Diabetes, Arthritis, Multiple Sklerose, Schuppenflechte und viele andere, deren biologischer Erreger noch nicht gefunden wurde. Diese aufreibenden Krankheiten verdammen die Betroffenen zu jahrzehntelangem Leiden, fesseln sie – zum Teil in jungen Jahren – ans Bett oder machen sie zu Ausgestoßenen in der Gesellschaft. Doch lassen Sie uns zu den Chlamydien zurückkehren.

Wir wissen, dass Chlamydien sehr klein sind, nur etwas größer als Viren. Den größten Teil ihres Lebenszyklus verbringen sie, nach Meinung der Wissenschaftler, in Epithelzellen und werden auf dem Geschlechtswege sowie als Tröpfcheninfektion übertragen. Und nun stellen Sie sich vor, können denn diese kleinsten Bakterien, in ihren Maßen nur wenig größer als Viren, eine selbstständige Reise antreten, zum Beispiel aus der Vagina einer Frau in ihr Herz? Natürlich nicht! Also, um in den Blutkreislauf zu gelangen, müssen sie ein Vehikel haben, auf dem sie dort hinkommen. Die riesigen Epithelzellen, die einige Dutzend Mikrometer groß sind, können unmöglich durch das die Gefäße umgebende Gewebe in die Blutbahn gelangen, wenn sie auch noch so sehr wollten. Na ja, das „Wollen" ist ihnen auch nicht gegeben – so hat sie Mutter Natur erschaffen, dass sie ihre Aufgabe – die darunter liegenden Zellen zu schützen – ernst nehmen und ihr treu bleiben. Sie würden nicht zu

Verrätern des eigenen Körpers werden, der sie geboren hat. Auch wenn die meisten Tumoren und Thromben ihren Anfang im Epithel haben, Letzteres wandelt sich natürlich nicht um und wird zur „Neubildung". Es ist vielmehr selbst Opfer und nicht Täter. Zu Letzterem können nur fremdartige Parasiten werden.

Parasitologen der 1960er-Jahre beschrieben seinerzeit, wie Parasiten die Chlamydien nutzen, um sich vor dem Immunsystem zu schützen. Sie bedecken sich mithilfe der klebrigen Substanz Fibronektin mit Chlamydien und so wird lediglich dieser „Trichomonadenschutz" von den Antikörpern attackiert. Die Parasiten verwenden Chlamydien auch als Nahrung. Doch wenn sie einige davon verschlucken, können sie sie nicht alle verdauen, da diese ihrerseits mit ihrer Schutzaktion die Trichomonaden dazu zwingen, sich zu schützen und Vakuolen zu bilden – Höhlen im Zellplasma der Einzeller, die mit Flüssigkeit gefüllt sind. In diesen Vakuolen lassen sich die Chlamydien nieder, beginnen sich zu vermehren und Mikrokolonien zu bilden. Schließlich zerfällt ihre Wirtszelle und entlässt die Chlamydien in die Freiheit. Deshalb ist es ein Irrtum, wenn Wissenschaftler glauben, dass die kleinste, einfältige Bakterie wie eine Ameise in der Lage ist, ein „Stückchen der Zellhülle" mitzunehmen, um damit eine ganze Kolonie zu umgeben. Übrigens, diese Selbstschutzmethode (die Bildung einer Vakuole), die bei Trichomonaden beobachtet wurde, ist auch ihren „entfernten Verwandten", den Menschen, eigen, hier schon in Bezug auf den Parasiten selbst. Bildet nicht auch der menschliche Körper eigene „Vakuolen" – Bindegewebstaschen um die Geschwulst herum, einen Schutz vor Thromben, Narben, Schwarten oder andere Trichomonadenverkapselungen? Und verlassen die sogenannten Tumorzellen nach der Vermehrung nicht die Grenzen dieses menschlichen Schutzes, metastasieren und töten dann im Endeffekt ihren Wirt? Dies erfordert allerdings mehr Zeit, denn zu ungleich sind in beiden Fällen die Maße und die Kräfte der gegeneinander kämpfenden Seiten.

Doch kehren wir erneut zu den Chlamydien zurück, die auf den Trichomonaden „reiten" oder sie im Innern besiedeln. Mithilfe genau dieser Wirte gelangen die virusähnlichen Mikroben in die Blutbahn und tauchen dann in den sklerotischen Plaques und im Herzmuskel auf. Als Parasit im Parasiten ernährt sich die Chlamydie von dessen Säften und reizt ständig ihren Wirt. Damit macht sie diesen zu einem unruhigen, gefräßigen, beweglichen und aggressiven Raubtier. Aus diesem Grund werden Chlamydien fern von den Geschlechtsorganen im menschlichen Körper entdeckt, darunter auch im Herz oder in den Gelenken. Das Parasitieren in der Trichomonade erklärt auch „ausgeprägte lokale Entzündungsprozesse" in arteriosklerotischen Plaques, die Möglichkeit des Befalls mittels „Tröpfcheninfektion" dank der Mundhöhlentrichomonade und den Tod durch Herzinfarkt von Menschen mit gesundem Lebenswandel. Aber es ist auch möglich, bereits im Mutterleib von der Trichomonade befallen zu werden, bei der Geburt oder auch beim Geschlechtsverkehr. Genau deshalb wird es dem Chefkardiologen von Moskau, Professor Jurenew, nicht vergönnt sein, die Entdeckung „der Ursachen praktisch aller Krankheiten" zu erleben, auf welches genetische Niveau die Wissenschaftler auch gelangen. Denn an unseren zahlreichen unheilbaren Krankheiten sind nicht die körpereigenen Zellen und deren Gene schuld, sondern fremdartige Mikroorganismen, die nach eigenen Gesetzen leben und uns als Lebensraum nutzen. Uns wiederum wird es nicht vergönnt sein, gesund zu leben, solange die Mediziner den Fehler in unseren Zellen und Genen suchen (diese wurden von der Natur tadellos konzipiert!), anstatt den Menschen als Ganzes zu sehen und sich mit den in ihm lebenden krankheitserregenden Keimen und Bakterien zu beschäftigen. Also damit, wofür die Medizin auch vorgesehen war, als sie noch Teil der großen Biologie war.

Auf jeden Fall ist es gut, dass Wissenschaftler nun die Chlamydien im Blut entdeckt haben und dies auch öffentlich bekannt wurde. Denn damit wurde sozusagen das Tabu gebrochen, nach Infektionen im Blut zu suchen, welches lange als steril galt. Wenn also jetzt damit experimentiert, wenn das Blut mit Enthusiasmus untersucht wird, bleibt auch die Trichomonade nicht unentdeckt. Ich hoffe außerdem, wenn Parasitologen und Mikrobiologen zu diesen Untersuchungen hinzugezogen werden, dass sie die hier dargelegten theoretischen Auslegungen experimentell beweisen. Als Ergebnis wird die offizielle Medizin, so hoffe ich, ihre Konzeption neu überdenken und den Kampf gegen den menschlichen Körper (gegen seine Abwehrkräfte, Organe, Zellen und Gene) beenden, um dann die krankheitserregenden Parasiten zu liquidieren.

Liquidation der Chlamydien – wie soll das geschehen?

Wissenschaftler des ZKWI haben, indem sie „das Geheimnis der erfolglosen Behandlung der Chlamydiose mit Antibiotika" lüfteten, Laborversuche durchgeführt, in denen sie Gewebekulturen züchteten und dort Bakterien ansiedelten. Sie schlagen zwei Wege zur Bekämpfung der Chlamydiose vor: sie in einen aktiven Zustand versetzen und vernichten oder den Prozess ihrer Vermehrung so lange zu verlangsamen, wie nötig ist, um die Epithelien im Organismus zu erneuern. Schade, dass die führenden Experten des Instituts, E. Bragina und M. Homberg, zu deren Aufgabe es gehört, die krankheitserregenden Keime genauestens zu kennen, so kurzsichtig denken. Als Fachärzte für Geschlechtskrankheiten sollten diese Wissenschaftler den ständigen Bewohner der Geschlechtsteile eines Menschen nicht ignorieren – die vaginale Trichomonade und ihre assoziativen Wechselwirkungen mit Chlamydien und zahlreichen anderen krankmachenden Mikroorganismen. Das Ignorieren dieser Parasiten ist der Grund, warum Trichomonaden, Streptokokken, Staphylokokken, Chlamydien und andere Infektionen im großen Umfang in das Herz-Kreislauf-System des Menschen gelangen konnten. Denn als offenes Tor für Keime sind heute, bei den aktuellen moralischen Vorstellungen, die Geschlechtsteile des Menschen anzusehen. Zahnärzte interessieren sich ebenfalls in so geringem Maße für die Infektion im Mund, dass die Tröpfcheninfektion mit Chlamydien für sie eine völlige Überraschung sein muss. Denn sie müssten auch an ihren eigenen Schutz denken, schließlich arbeiten sie in unmittelbarer Nähe zum Patienten. Was, wenn der Patient unverhofft niest?

Deshalb sind die Pläne der Urologen, den Kampf gegen die Chlamydie, welche aus den Geschlechtsorganen längst in das Blut, das Herz, die Lungen und Gelenke des Menschen vorgedrungen ist, im Einzelnen anzutreten, zum Scheitern verurteilt. Es ist naiv anzunehmen, dass die Bakterien irgendwohin verschwinden, nachdem eine neue Epithelschicht gewachsen ist, auch wenn der Patient für lange Zeit bakteriostatische Mittel einnehmen sollte. Denn unsere eigenen Zellen vernichten sich selbst, nachdem ihre Zeit gekommen ist oder sie aufgrund einer Infektion absterben, darauf sind sie programmiert. Mikroben aber vernichten sich nicht selbst und werden nicht selbsttätig aus dem Wirt ausgeleitet. Deshalb wird eher der Mensch durch die Antibiotika vergiftet, als dass alle Chlamydien verschwinden. Sie werden sich einfach in Trichomonaden verstecken, diese wiederum verstecken sich im menschlichen Gewebe und ziehen sich auch noch eine „Bindegewebsdecke" über. Die Trichomonade ist das größte Hindernis in der Realisierung der Pläne der Urologen, und es ist ein Fehler, sie zu ignorieren. Chlamydien vermehren sich nämlich erst, wenn sie Schutz in Trichomonaden finden, diesen aber sind Tetrazyklin-Präparate nicht gefährlich, erst recht, weil die einzelligen Parasiten bei jeder Gefahr unverzüglich in zystoide Formen wechseln und alle Zugänge zur Außenmembran dicht verschließen. Somit lassen sie keine Antibiotika eintreten und schützen nicht nur sich, sondern auch ihre eigenen Parasiten. Und erst recht ist eine zusätzliche Aktivierung der krankmachenden Bakterien unzulässig, die ohnehin schon irreparable Schäden beim Patienten anrichten.

Auf welche Art die Wissenschaftler alle Chlamydien in einen „aktiven Zustand" versetzen, das heißt sie aus der Reserve locken werden, indem sie sie zwingen, sich aus Retikularkörperchen zu Elementarkörperchen umzuwandeln, ist wohl für die Fachärzte selbst noch ein Geheimnis. Es wird auch eins bleiben. Um dies anschaulich zu machen, greifen wir zu einer Analogie. Stellen Sie sich vor, ein Gewitter überrascht Wanderer im offenen Feld. Es gibt keine Rettung, alle werden sie durch und durch nass. Sie laufen in der Hoffnung weiter, möglichst bald bis zu den Häusern zu kommen, deren Fenster in der Ferne verlockend leuchten. Und nun vergleichen wir: Der Wolkenbruch mit Blitz und Donner – das sind Antibiotika, die Wanderer Chlamydien und die Häuser Trichomonaden. So wird deutlich, dass der Regen (Antibiotika) noch den schutzlosen Wanderern (Elementarkörperchen) schaden kann, doch wird er den im Haus lebenden (in der Trichomonade) gefährlich? Natürlich nicht! Darum wird es den Ärzten nicht gelingen, die Vermehrung der Chlamydien zu verlangsamen, und erst recht nicht, sie in einen aktiven Zustand zu zwingen, solange sie die Existenz der „Trichomonadenhäuser" nicht anerkennen. Denn nur wenn sie Letztere vernichten, werden Chlamydien ohne Schutz dastehen und wohl oder übel nicht mehr als die im Wirt überdauernden Retikularkörperchen, sondern als Elementarkörperchen vorliegen. Und dann kann man damit beginnen, Chlamydien zu vernichten.

Wir wissen schon, dass die Behandlung aller Krankheiten, an denen die Trichomonade beteiligt ist, in mehreren Etappen geschehen muss (dies ist in meinem ersten Buch *Krebserreger entdeckt!* beschrieben). Sie beinhaltet: Reinigung des Körpers von Schlacken und Giften, Versorgung mit Mikro- und Makroelementen, einige Behandlungskurse zur konsequenten Antipilz- und antiparasitären Therapie bei gleichzeitiger Immunstimulation und Entfernung von Bindegewebsschwarten sowie ständige Neutralisierung und Ausleitung von Giftstoffen aus dem Körper. Nur so kann man die Betroffenen von Chlamydien und anderen krankmachenden Infekten befreien und nicht mit den „feuchten Kühlverbänden", die uns aus dem Ausland vorgeschlagen und in Beiträgen von unserer einheimischen Presse weitergetragen werden. Hier einer davon.

Mit der Zahnbürste gegen Herzinfarkt

„Plagt Sie Ihr Herz? Machen Sie die vom Arzt verschriebenen gymnastischen Übungen, ernähren Sie sich gesund und putzen Sie, sooft es geht, die Zähne. Letzteres ist besonders wichtig, denn „wie medizinische Experten der Universität Minnesota festgestellt haben, fördern die auf dem Zahnfleisch und den Zähnen nistenden Bakterien das Auftreten von Plaque im Blut, den Urgrund von Thromben, die einen Verschluss der Blutgefäße verursachen können. Die Schädlichkeit dieser Bakterien wurde unter Laborbedingungen an Kaninchen festgestellt. Wie sich diese Bakterien im menschlichen Körper verhalten, muss noch untersucht werden, doch die Ärzte hielten es für zweckmäßig, noch einmal daran zu erinnern, wie wichtig es ist, regelmäßig die Zahnbürste zu benutzen."

Einerseits ist es gut, dass von ärztlicher Seite das Vorhandensein gesundheitsschädlicher Bakterien im Mund festgestellt wird. Indem sie den Zusammenhang zwischen Bakterien (Chlamydien) im Mund und der Verstopfung von Blutgefäßen (Herzinfarkt) feststellen, zeigen die Mediziner gleichzeitig, dass es krankmachende Bakterien im Blutsystem gibt. Das regelmäßige Zähneputzen sollte dabei allerdings nur ein erster Schritt von vielen sein, denn wir wissen, es ist ein langer Weg bis zur vollständigen inneren Reinigung des Körpers.

Wie viele Herzen hat der Mensch?

Die meisten von uns, darunter auch die Mediziner, werden mit den Schultern zucken ob dieser „müßigen" Frage und antworten: „Eins!" Und sie haben natürlich recht. Und doch werden diejenigen, die sich dazu Gedanken machen und ernsthaft überlegen, was die Frage bedeutet, noch mehr im Recht sein. Denn das Herz ist sozusagen unser Motor, das heißt, eine Kraftmaschine, die ihre Energie von einer Flüssigkeit erhält, die hineinfließt und wieder herausgestoßen werden muss. Es ist ein Motor, der für die Laufzeit vieler Jahrzehnte angeworfen wird.

„Die Energie, welche notwendig ist, um die Kontraktion des Herzmuskels zu bewirken, kommt vom rhythmischen und ununterbrochenen Zufluss des Blutes durch Hohl- und Lungenvenen sowie von der heftigen Dehnung des Herzmuskels, bedingt durch diesen Zufluss. Deshalb ist es falsch, wenn die Bedeutung des venösen Blutes im Herz unterschätzt wird. Im Gegenteil, man muss jede venöse Stauung als einen wichtigen Faktor der Herzschwächung und des Sauerstoffmangels sehen. Venen erhalten das Blut aus kleinen Venen und diese aus den Venenknoten der Kapillaren. Die Zusammenziehung der Kapillaren ist die Quelle des Blutkreislaufs, ähnlich wie kleine Bächer einen großen Strom mit Wasser füllen. Stellen Sie sich das Zusammenziehen der Kapillaren auf einer Länge von Hundertausend Kilometern vor, die mächtige Kraft ihrer unaufhörlichen Tätigkeit, den Wasseraustausch zwischen den Kapillaren und innerzellularen Flüssigkeiten, die unaufhörliche Veränderung des Umfangs der Kapillaren, und Sie entdecken die umfassende Hämodynamik des Lebensflusses, der seinen Beginn in den sich zusammenziehenden Membranen der Kapillaren hat, dann in die kleinen Venen mit ihren Klappen fließt und schließlich die rechte Herzkammer erreicht.

Wenn man jede Kapillare als Mikroherz betrachten würde, mit zwei Hälften – eine venöse und eine arterielle, mit ihren entsprechenden Klappen –, dann erkennt man unumgänglich die enorme Bedeutung dieser peripheren Herzen für das normale Funktionieren des gesamten Organismus.

Die winzigen Kapillaren zu missachten, bedeutet, einen wesentlichen Teil des Blutkreislaufs zu übergehen. Denn unsere Atmung und Zellernährung, jeder Austausch von Gasen und Flüssigkeiten befinden sich in einer Abhängigkeit von der kapillaren Zirkulation. Die Funktion des Herzens, der Arterien und Venen ist im Endeffekt nur die, das Blut zu den Kapillaren zu tragen, das Leben der Gewebe aber hängt von der Zirkulation des Blutes in diesen kleinsten Blutgefäßen ab. Diese nähren sie und versorgen sie mit Sauerstoff."

Doch kehren wir zum Herzen zurück. Wir haben viel von diesem einen Herzen gehört, von dem in Gedichten und Liedern die Rede ist. An seine ununterbrochene Arbeit denken wir nur, wenn wir unsere Hand auf die linke Seite unserer Brust legen. Aber Gott bewahre, wenn es sich zu erkennen gibt – mit unrhythmischem Schlagen, einem Schmerz, der in das Schulterblatt ausstrahlt, oder auch nur mit leichten Herzstichen. „Das Herz ist ein hohles Muskelorgan, in Form eines Kegels; es befindet sich in der Brusthöhle, hinter dem Brustbein. Seine Maße entsprechen in etwa dem Maß einer zusammengeballten Faust. Unser Herz gibt dem belebenden Strom des Arterienblutes den Anstoß, welches reich an Sauerstoff und Nährstoffen ist. Bei großer physischer Belastung kann es bis zu 30 Liter Blut pro Minute pumpen. Das menschliche

Herz ist durch eine längliche Trennwand in zwei Hälften unterteilt, die keine Verbindung miteinander haben. Im oberen Teil beider Hälften befinden sich der rechte und linke Vorhof, im unteren die rechte und linke Herzkammer. In der rechten Hälfte fließt venöses Blut, in der linken arterielles. In die rechte Kammer fließen die zwei größten Hohlvenen ein – die obere und die untere, welche das venöse Blut aus allen Teilen des Körpers einsammeln. In die linke Herzkammer fließt das arterielle Blut aus den Lungen über vier Lungenvenen. Aus der rechten Herzkammer entspringt der Lungenarterienstamm, durch den das venöse Blut in die Lungen gelangt; aus der linken die Aorta, welche das arterielle Blut in alle Organe und alle Teile des menschlichen Körpers bringt. Das Herz stößt das Blut impulsartig in die Gefäße. Etwa innerhalb einer Minute durchläuft alles im Körper befindliche Blut, bei Erwachsenen ungefähr fünf Liter, einen vollständigen Kreislauf. Der Rhythmus der Herzkontraktionen beträgt 60 bis 80 Schläge pro Minute."

Das zweite Herz

Doch kaum jemand weiß von der Existenz eines zweiten – des venösen Herzens. Gemeint ist das Zwerchfell. Es stellt eine aus Sehnen und Muskeln bestehende Trennwand dar, die die Brusthöhle von der Bauchhöhle trennt. Es drückt alle Blut- und Lymphgefäße im Bauch zusammen, leert damit das venöse System und stößt das Blut nach vorne zum Brustkorb. In einem gesunden Organismus macht das Zwerchfell 18 Bewegungen pro Minute, das sind 1000 pro Stunde und 24.000 an einem Tag. Somit ist dieser Muskel der kräftigste in unserem gesamten Körper, er senkt sich wie eine vollkommene Presspumpe, drückt die Leber, die Milz, das Darmsystem zusammen und belebt damit den Pfortader- und den Bauch-Blutkreislauf. Die Anzahl der Bewegungen des Zwerchfells pro Minute beträgt nur ein Viertel der Anzahl der Herzbewegungen. Doch sein hämodynamischer Druck ist wesentlich stärker als die Herzkontraktion, weil die Oberfläche jener Pumpe wesentlich größer ist und sie das Blut mit mehr Kraft pumpt als das Herz. Das Zwerchfell ist wahrhaftig ein zweites Herz. Indem es systematisch die Leber zusammendrückt, erleichtert und steuert es den Gallenfluss, sichert den Blutkreislauf in der Leber und wirkt indirekt auf alle seine Funktionen ein: die Glykogen-, die harnbildende, die Entgiftungsfunktion usw. Und nun, nachdem wir wissen, welche Rolle das Zwerchfell für die Funktionen der Leber spielt, können wir nur staunen, warum die Mediziner die Leber isoliert testen. Es scheint eine unvermeidliche Folge der engen Spezialisierung zu sein.

Wenn die Tätigkeit des Zwerchfells geschwächt ist, wie kann man dann das blockierte Zwerchfell befreien und seine Bewegungsbreite erhöhen? Zuallererst muss der Umfang der Leber und der Milz verringert werden, die aus Sicht des Blutkreislaufs faktisch eine enge funktionale Synergie darstellen. Dies kann durch die Einnahme von 1 TL (4 g) Glaubersalz in 1 Glas Wasser einmal am Tag vor dem Mittagessen an drei aufeinanderfolgenden Tagen geschehen. Somit wird ein Durchspülen und eine Reinigung der Blut-, Lymph- und Gallenkapillaren der Leber erreicht. Dabei sollte man nicht vergessen, dass eine Leberreinigung erst nach vorheriger Reinigung des Darms und der Gelenke erfolgen sollte.

Allein im Kampf gegen die Thrombose

Der Kardiologiepatient Josef Weniaminovic ist Invalide zweiten Grades und 66 Jahre alt. Doch er hat über ein Drittel seines Lebens im Kampf gegen die Krankheit verbracht. In seinen 40er-Jahren stellte er fest, dass er bei längerem Gehen Schmerzen in den Waden beider Beine empfand. Er maß dem keine besondere Bedeutung bei. Mit 50 beschränkte er sich wegen der verstärkten Schmerzen auf kurze Strecken. Mit 55 ging er nur noch ganz langsam und mit Pausen nach 100 bis 120 Metern.

So war er auf die Hilfe von Ärzten angewiesen. Behandelt wurde er in der Poliklinik des Uchtomski-Werks, in dem er damals tätig war. Mehrfach wurde dort die Druckkammer angewendet, Nikotinsäure wurde gespritzt, Solkoserilsalbe und andere Arzneimittel verschrieben, doch all das brachte keine Besserung.

1992 öffnete sich am rechten Bein zwischen dem Knöchel und der Ferse aufgrund einer Unterversorgung des Gewebes ein Geschwür in Form einer Platzwunde, die sich schnell vergrößerte. Ziehende und stechende Schmerzen kamen hinzu. Sie waren so stark, dass Josef Weniaminovic kaum noch gehen konnte, auch nicht in der Wohnung, nachts nur ab und zu für ein bis eineinhalb Stunden einschlafen konnte, und zwar nur im Sitzen, während der Fuß in hängender Position gehalten wurde. Im Jahre 1993 erreichte das Geschwür die Größe einer alten 5-Kopeken-Münze (ca. der Durchmesser einer Walnuss). In diesem Zustand kam der Patient in das Bakulew-Institut für Herz-Kreislauf-Chirurgie.

Josef Weniaminovic beschreibt seinen weiteren Unglücksweg in einem Brief:

„In das Bakulew-Insitut kam ich, wie man mir sagte, in einem vernachlässigten Zustand – ein Gewebebrand war bereits in der Entwicklung. Noch davor, in der Uchtomski-Werksklinik, sagte man mir, dass zur Erhaltung meines Lebens beide Beine amputiert werden müssten: das rechte vollständig, das linke bis zum Knie. Ich lehnte ab. Im Bakulew-Institut aber, in das ich nur mit Schwierigkeiten reinkam, beschloss man ebenfalls zu operieren, jedoch ohne Amputation. Also gab ich meine Zustimmung.

Als Ergebnis der Operation wurde in die zentrale Arterie, wo sie sich in beide Beine verzweigt, eine künstliche Prothese (Stent) eingesetzt. Die Operation wurde erfolgreich durchgeführt, das Geschwür schloss sich innerhalb weniger Tage, und ein halbes Jahr später konnte ich gehen. Doch 1995 verschlechterte sich der Zustand meiner Beine erneut, in beiden Beinen, besonders im rechten, verstärkten sich die Schmerzen. Die Untersuchung im Bakulew-Institut zeigte, dass die Arterie im rechten Bein wieder durch Thromben und Plaques verstopft war. So wurde 1996 eine zweite Operation gemacht.

Die erste Operation dauerte viereinhalb Stunden, die zweite sieben Stunden. Während der zweiten Operation wurden Infektionen übertragen: Infiltrate am Knie und eine Zystitis waren die Folge. Bald schwoll das Bein an und der Unterschenkel wurde etwa um ein Drittel dicker. In den darauf folgenden fast eineinhalb Jahren war das gesamte rechte Bein hart, als hätte man es prall mit Filz gefüllt, und im Kniebereich verlor ich die Empfindungsfähigkeit.

Nach der zweiten Operation vergingen zwei Jahre, doch ich konnte nicht besser gehen, das heißt, ich musste alle 50 bis 70 Meter stehen bleiben. Die Schwellung im Unterschenkel ist nicht verschwunden; die Haut schält ab. Im Januar 1998 wurde ich erneut im Bakulew-Insitut untersucht. Die Untersuchung zeigte:

Die Arterien beider Beine sind völlig verschlossen, die Venen unterhalb des Knies im linken Bein sind verschlackt, wovon dieses Bein stärker schmerzt als das rechte. Mir wurde eine dritte Operation vorgeschlagen, diesmal allerdings gegen Bezahlung.

Eine solche Operation ist sehr teuer, für mich als Rentner unbezahlbar. Außerdem wurde mir erklärt, dass die Operation die Verschlackung der Gefäße nicht verhindert; die Plaques könnten überall entlang der Gefäße entstehen – deren Entwicklung und Vermehrung würden Operationen nicht verhindern. Wie es aussieht, heilen die Operationen am Gefäß überhaupt nicht, sondern sind nur dazu in der Lage, bestenfalls eine kurzfristige Erleichterung zu verschaffen, mehr nicht! Das ist also der Grund, warum alle Patienten, die die Operation bezahlen können, in bestimmten Abständen immer wieder auf den OP-Tisch kommen.

An meinem Gesundheitszustand merkte ich, dass ich eine dritte Operation nicht überleben würde. Schon nach der zweiten war ich nur mit Mühe wieder hochgekommen. Gleichzeitig wurde der Zustand meiner Beine immer schlimmer. Es gibt Zeiten, da ich überhaupt nicht mit dem linken Bein auftreten kann, überhaupt habe ich fast aufgehört zu gehen. Die Fußsohlen haben angefangen zu frieren, man kann sie mit nichts warm kriegen. Die letzte Untersuchung zeigte außerdem, dass auch die Gefäße, die in das Gehirn führen, mit Plaques versetzt sind. Und dort kann mit Sicherheit keine Prothese eingesetzt werden. So blieb ich mit meiner Erkrankung allein. All das zwang mich, selbst einen Ausweg aus meiner scheinbar ausweglosen Situation zu suchen. Schon seit einem Jahr las ich medizinische Literatur. Aus den Büchern, die sowohl traditionelle als auch nichttraditionelle Ansichten vertraten, erfuhr ich, dass Gefäßerkrankungen schon seit vielen Jahrhunderten die Menschheit plagen. Sie wurden bereits Jahrtausende vor unserer Zeit bekannt.

Volksheiler aus China, Japan, Tibet und anderen Ländern verwendeten im Kampf gegen dieses Leiden Heilpflanzen in verschiedenen Zusammensetzungen und erreichten konkrete Erfolge. Leider weiß unsere Schulmedizin nichts davon. Die östliche Heilkunst bekämpft die Gefäßerkrankungen unter anderem mit Akupunktur. Die moderne Medizin in Russland lehnt diese Methoden aus Unkenntnis ab. In den letzten Jahren hat man damit begonnen, in der Behandlung der Gefäße die Lasertherapie anzuwenden. Diese bringt einen gewissen Nutzen, ist aber sehr teuer. So kostet ein 20-tägiger Behandlungskurs im Sanatorium „Sokolniki" 5000 Rubel. Wie viele Patienten können das wohl bezahlen? Dabei ist ein Behandlungskurs absolut unzureichend; man muss mindestens vier bis fünf solcher Behandlungen innerhalb eines Jahres machen, dann wird in zwei bis drei Jahren ein Ergebnis sichtbar. Mithilfe des Lasers werden Plaques, verstopfte Gefäße teilweise „verjagt", teilweise vernichtet. Dieser Prozess wird noch beschleunigt durch spezielle Nahrungsergänzungsmittel, die in den USA, in China und in Tibet hergestellt werden. Unsere Chirurgen wissen von alledem nichts!

Nachdem ich all das erfuhr, kaufte ich mir Ende 1996 im Gebietskrankenhaus des Moskauer energetischen Instituts den Apparat „Milta". Dieses von russischen Wissenschaftlern entwickelte Gerät wurde in einer Reihe führender Kliniken, Krankenhäuser und Spitäler unseres Landes erprobt. Milta ist ein Apparat, der gleichzeitig Magnet-, Infrarot- und Laserenergie ausstrahlt. Es wird mit einer ausführlichen Bedienungsanleitung für den Hausgebrauch geliefert. Auf Wunsch bekommt man von den Ärzten des Gebietskrankenhauses eine kostenlose Einführung zur Heilung von über 150 verschiedenen Krankheiten.

Anfang 1998 wandte ich mich an die homöopathische Poliklinik „Euromed" und bat darum, mir Arzneimittel zu verschreiben, die die Gefäße von Plaques befreien können. Außerdem kaufte ich Nahrungsergänzungsmittel, die Gifte und Schlacken aus dem Körper ausschwemmen, und bestimmte durch Punktmassage die Stellen für eine Fingerakupunktur, die den Körper zusätzlich zur Selbstreinigung anregen. Das System und die Reihenfolge der Behandlungsprozeduren legte ich selbst fest und behandle mich nun schon seit einigen Monaten. Bis 1998 benutzte ich nur das Gerät Milta, doch das war offensichtlich nicht genug. Dann erwarb ich ein Frolow-Atemgerät beim Erfinder selbst und eine Magnetwalze – einfach in der Apotheke. Daraufhin stellte ich mein Selbstbehandlungsprogramm zusammen und begann mit der konsequenten Anwendung.

Mein Tagesablauf sieht zurzeit folgendermaßen aus:

Morgens erfühle ich – sitzend im Bett – die Akupressurpunkte (deren Lage habe ich gründlich studiert), finde die schmerzhaften und massiere sie. Dann mache ich Atemübungen mithilfe des Frolow-Atemapparats. Zum Frühstück esse ich Buchweizengrütze, gekocht mit Wasser, und eine an Mikro- und Makroelementen reiche Nahrungsergänzung. Danach kommt ein obligatorischer Spaziergang, der häufig mit irgendwelchen Erledigungen verbunden wird.

Mittags esse ich normal, drei Gänge. Ich nehme ein Nahrungsergänzungsmittel zu mir, das verdauungsfördernde Enzyme enthält und die Aufnahme der Nährstoffe begünstigt. Außerdem verwende ich auch Enzyme aus eigener Zubereitung: 1 EL einer Mischung, hergestellt aus 250 g geschnittenen und zerdrückten Knoblauchs mit Honig, die ich im Kühlschrank aufbewahre. Nach dem Mittagessen – Ruhepause und ein Spaziergang.

Vor dem Abendessen mache ich Atemübungen mit dem Frolow-Atemgerät, danach Akupressurmassage und eine Oberflächen-Akupunktur mithilfe einer speziellen Magnetwalze aus der Apotheke. Danach folgt eine Anwendung mit dem Bestrahlungsgerät Milta.

Das Abendessen besteht aus Buchweizengrütze, gekocht mit Wasser, oder Salat. Danach nehme ich die dritte Nahrungsergänzung, reich an Mikro- und Makroelementen.

In den vergangenen zwei Monaten der Selbstbehandlung erreichte ich folgende sehr erfreuliche Ergebnisse:

- Die Fußsohlen haben aufgehört zu frieren
- im Ruhezustand habe ich keine Schmerzen
- ich kann mit den Füßen normal auftreten, nachts schlafe ich gut
- die Schmerzen beim Gehen wurden weniger, deshalb kann ich längere Strecken gehen, ohne anzuhalten, und etwas schneller
- mein Gesamtzustand hat sich gebessert, dadurch ist es möglich geworden, die Haushaltsarbeit wieder aufzunehmen.

Bis zur völligen Gesundung ist es noch weit, und ich bin nicht sicher, ob der Gesundheitszustand aus alten Tagen überhaupt erreicht werden kann. Aber ich werde dank der angewendeten Maßnahmen leistungsfähig bleiben und hoffe, mein Leben normal zu leben. Ich sehe ein, dass ich bis zum Ende meiner Tage meinen Gesundheitszustand beobachten, meinen Körper reinigen und mich selbst behandeln werde. Dies ist nicht einfach und erfordert viel Mühe, doch es ist unvergleichlich einfacher und leichter als die chirurgischen Operationen, die überhaupt keinen Nutzen brachten, sondern nur Schaden und Leid anrichteten. Ich bin heute überzeugt, dass ich mir nur selbst helfen kann, da unsere Ärzte eine solche Behandlung nicht beherrschen und sich dafür nicht interessieren.

In der Zeitschrift „Krestjanka" Nr. 10/1997 war ein Artikel der Ärztin Irina Kovaleva veröffentlicht: „Gene retten die Gefäße". In diesem Artikel erzählt Kovaleva von einer neuen Methode der Gefäßprothetisierung mittels Zusammenpressen der Plaques mit Druckluft und Installation einer Prothese an dieser Stelle. Doch auch hier wieder eine Prothese, die sich selbst auch zusetzen kann, und die Operation ist nur in den größten, mit neuester Ausrüstung ausgestatteten Kliniken für sehr viel Geld machbar. Weiter wird eine Herzoperation vorgestellt, bei der die verstopfte Stelle mit einer künstlichen Verbindung (Shunt) aus einem Venenstück, entnommen aus dem Oberschenkel, umgangen wird. Hier wird die Prothese aus dem eigenen Material gemacht, doch auch dieses kann sich ebenfalls zusetzen. Folglich wird wieder nicht die Ursache aus dem Körper entfernt – die Entwicklung von Plaques und die Plaques selbst werden nicht vernichtet. Das heißt nichts hindert sie daran, sich weiterzuentwickeln.

Weiterhin wird im Artikel die Möglichkeit vorgestellt, in Zukunft die Shunt-Operation durch einen Gentransfer zu ersetzen. Diese Entdeckung wurde in den USA gemacht, doch sie ist noch im Stadium der Erforschung. Ihr Wesen besteht darin, dass Gene nach einer bestimmten Methode zur befallenen Stelle befördert werden, dort die Bildung bestimmter Wachstumsfaktoren bewirken, welche die Bildung von Reservegefäßen (Kollateralen) erzwingen, um den Blutfluss über einen Umweg um die durch Thromben und Plaque verstopfte Stelle zu ermöglichen. Die Ärztin Kovaleva hofft, dass die Neuerung bald auch bei uns Einzug hält, denn in den USA wird sie bereits testweise angewendet."

Damit beenden wir die Bekanntschaft mit dem lehrreichen Brief eines klugen und willensstarken Menschen, der nach einem langen Leidensweg durch die nutzlose und traumatisierende Behandlung durch die Kardiologen eine eigene Heilmethode entwickelte, die schon die ersten Früchte trägt. Es ist erfreulich, dass die Betroffenen selbst begonnen haben, die Nutzlosigkeit der üblichen Behandlungsmethoden durch die Medizin bei unheilbaren Krankheiten zu erkennen. Und es ist traurig, dass Wissenschaftler und Ärzte – ähnlich wie Irina Kovaleva – bisher immer noch nicht aufgehört haben, an die Neuheiten aus Übersee zu glauben, die unseren Staat wieder teuer zu stehen kommen werden. Eine solche Behandlungsmethode wird das Problem der Patienten nicht lösen, denn die bestehende Thrombose wird nicht liquidiert und die neu angelegten Kollateralen werden mit der Zeit genauso zuwachsen, wie es vorher mit den Gefäßen der Erkrankten und später mit den Prothesen geschieht.

Hilfe durch östliche Medizin?!

Es erstaunt mich immer wieder, warum die Wissenschaftler die Perspektivlosigkeit ihrer Entdeckungen und Behandlungs- methoden nicht sehen, die nur vorübergehend den Zustand des Patienten verbessern. Dafür wird ihre Nutzlosigkeit und sogar Schädlichkeit (die verlorene Zeit arbeitet gegen den Patienten) von den Betroffenen selbst umso schneller erkannt. Genau deshalb hat Josef Weniaminovic Goldfein, von Beruf Ingenieur, angesichts der Unfähigkeit der Medizin, ihm zu helfen (denn vor den operativen Eingriffen besuchte er jahrelang verschiedene Ärzte), mit dem Selbststudium begonnen. Dabei fühlte er sich nicht von der west- lichen Medizin angezogen, die auf der kompromisslosen Einmischung in den menschlichen Körper basiert, sondern von der östlichen, weiseren und feineren Medizin, die viel mehr Einfühlungsvermögen mit unserem Körper zeigt. Doch die Beschäftigung mit der östlichen Medizin ist keine einfache Sache – dies ist das Vorrecht besonders Begabter und vielseitiger Spezialisten. Da er keine solchen kannte, ließ sich Josef Weniaminovic zum Masseur seiner Poliklinik überweisen. Letzterer staunte nicht schlecht, als der Patient begann, die Massage seines Körpers anzuleiten. Es endete damit, dass der Masseur seinem Patienten ein riesiges, 500 Seiten starkes Buch des Prof. Dr. Falejew „Klassische Methoden der traditionellen chinesischen Shiatsu-Therapie" angeboten hat. Josef Weniaminovic machte den Versuch, das Buch zu verstehen, gab es dann aber auf. Danach erwarb Goldfein das Buch von Hawa Luwsana „Methoden östlicher Reflexzonentherapie", geschrieben für klinische Spezialisten und Physiologen. Außerdem kaufte er noch das Buch von R. D. Zoj „Gesundheit auf den Fingerspitzen". Aus den ersten beiden Büchern erlernte Josef Goldfein die Meridiane der Akupunkturpunkte, aus dem dritten die Selbstmassage. Wissbegierde und Beharrlichkeit, gepaart mit dem Wunsch nach Heilung halfen ihm dabei, die Grundlagen der Punktmassage zu erlernen und richtig anzuwenden. Die Selbstmassage wendet er immer auf nüchternen Magen an.

Als sie die Erfolge ihres Mannes sah, wandte sich die Ehefrau von Josef Goldfein an ihn mit der Bitte um Hilfe. Zu der Zeit wurde sie von Schmerzen im Kreuz geplagt, zwischen den Schulterblättern, und an der Außenseite des linken Beines, vom Oberschenkel bis zum Fuß. Schon nach der ersten Massage schlief sie ruhig ein und wachte morgens mit dem Gefühl auf, wie neugeboren zu sein. Interessant war aber die Feststellung, dass sich der Meridian mit den entsprechenden Akupressurpunkten auf dem rechten Bein befand, obwohl die Ehefrau Schmerzen am Rücken und linken Bein hatte. Die richtige Lage der aktiven Punkte wurde durch einen Schmerz bei der Abtastung bestätigt, wovon die

Betroffene bisher auch nicht die leiseste Ahnung hatte. Nach vier Massagen wurde das Schmerzgefühl in diesen Punkten etwas stärker. Dieses Schmerzsyndrom zeugte von der Aktivierung der Immunkraft, was übrigens durch die erhebliche Abschwächung der eigentlichen Schmerzen, an denen die Frau litt, bestätigt wurde. Die Behandlung wird noch fortgesetzt.

Wir aber beenden die Bekanntschaft mit einer Familie, die nach vergeblichen Versuchen, die erwartete Hilfe von den Ärzten zu bekommen, nun die Sorge um ihre Gesundheit in die eigenen Hände nahm. Jedoch hat Josef Weniaminovic auch für die Probleme seiner Leidensgenossen ein offenes Ohr. Er gab sein Einverständnis zur Veröffentlichung seines Briefes und Bekanntgabe seines Namens und des Wohnorts, denn er ist in der Lage, jedem, der sich mit einer Bitte um Hilfe an ihn wendet, einen Rat zu geben. Vor einem Jahr beschloss er, auch mir zu helfen. Deshalb wandte er sich mit einem Brief an den Präsidenten der Russischen Föderation. Doch der Brief wurde an das Gesundheitsministerium weitergeleitet, und von dort kam die übliche ablehnende Antwort. Wichtig ist Josef Weniaminovic außerdem, die potenziellen Selbstbehandler vor der Gefahr falsch durchgeführter Selbstmassage zu warnen. Er erklärte mir, dass die Methoden der östlichen Medizin eine äußerst komplizierte und feine Wissenschaft darstellen, die lange nicht alle Masseure richtig erlernt haben. Ohne Kenntnis der Meridiane der Akupunkturpunkte und deren Wechselbeziehung zu den Erkrankungen ihrer Patienten würden die Massagen wenig Nutzen bringen. Mithilfe der richtigen Massage kann den Erkrankten sehr geholfen werden, doch bei falscher Behandlung könne sogar Schaden entstehen. Deshalb sagte Josef Weniaminovic mir zum Schluss, schon am Telefon, es wäre zu wünschen, dass das Ignorieren der östlichen Medizin seitens unseres Gesundheitsministeriums beendet und diese Methoden in die Behandlungspraxis integriert werden, wobei in den Polikliniken Lehrgänge zur Selbstmassage für die Patienten unter Berücksichtigung ihrer speziellen Leiden durchgeführt werden sollten. Es bleibt zu hoffen, dass dieser Vorschlag „von unten" vom Gesundheitsministerium bemerkt und zur Kenntnis genommen wird. Eine Reaktion bleibt abzuwarten.

Hilflosigkeit der Betroffenen

Ich bekomme sehr viele Briefe und bin ihren Verfassern unendlich dankbar, denn ihre Reaktionen auf meine Bücher sind Belege der Anerkennung meiner Entdeckungen. Viele Leser stellen mir in Briefen oder während meiner öffentlichen Vorträge Fragen, die ihnen auf dem Herzen brennen. Hier ist eine davon:

Verehrte Tamara Jakovlevna!
Durch einen Flussfisch habe ich mich mit Lentez (eine Wurmart) infiziert. Wie kann ich geheilt werden? Helfen Sie bitte!
Außerdem habe ich Arteriosklerose. Kann sie geheilt werden? Ich habe bereits zwei Schlaganfälle gehabt.

An diesem Briefausschnitt sehen wir, dass Krankheiten oft nicht allein kommen. Und schon die Tatsache, dass die Patientin, die unter ärztlicher Beobachtung war, zwei Schlaganfälle erlitten hat, zeugt davon, dass erstens die Medizin weder Arteriosklerose noch den Schlaganfall heilen kann, und zweitens, dass es leichter ist, diese Krankheiten zu verhindern, als sie zu heilen. Im Allgemeinen gilt, dass Störungen des Blutkreislaufs im Gehirn vor allem mit einem anstrengenden Arbeitsrhythmus verbunden sind, mit besonderen psychischen Belastungen und einem ungesunden Lebenswandel. Vom Schlaganfall betroffen sind nicht nur einfache Sterbliche, sondern auch die Größen dieser Welt. So wurden die

Chefs von mächtigen Nationen der Welt zu Opfern dieser Krankheit: Josef Stalin (1878–1953), Winston Churchill (1874–1965).

Zu den unzähligen Menschen, denen sowohl Krebs als auch Schlaganfall drohen, gehöre auch ich. Dazu kann ich Folgendes über mich sagen. Ich hatte immer Probleme mit den Hirngefäßen; vermutlich waren diese angeboren. Beispielsweise erinnere ich mich, wie ich beim Schulsport die Brücke machen wollte, doch dies gelang mir nicht, obwohl die Biegsamkeit meines Körpers dies zugelassen hätte. Wenn ich mich nach hinten beugte und den Kopf nach unten senkte, überkam mich ein Schwindelgefühl, und ich war gezwungen, mich wieder in die Vertikale zu begeben. Andererseits gelang mir mit Leichtigkeit die Übung, bei der ich mit dem Kopf nach unten einen Handstand machte, während ich mich mit den Füßen an der Wand abstützte, wohl deshalb, weil ich hier den Kopf bei der Bewegung des Körpers nach vorn beugte und nicht nach hinten.

Und noch etwas: Seit meiner Kindheit habe ich kein gutes Gedächtnis: Schulgedichte konnte ich mir kaum merken, und wenn ich sie doch mit viel Mühe gelernt habe, um eine gute Note zu bekommen, vergaß ich einen großen Teil bald wieder. Insgesamt hatte ich ein „kurzes" Gedächtnis: Wenn ich den Stoff in der Pause las, reichte das, um im Unterricht ein „Sehr gut" zu erhalten. Dabei fiel es mir meist viel leichter, mir etwas selbst zu erarbeiten, als fremde Formulierungen auswendig zu lernen. Wohl deshalb war bei mir zur Kompensation das motorische Gedächtnis besser entwickelt: Wenn ich etwas aufschrieb, merkte ich es mir leichter. Außerdem war mein Denken sehr gut entwickelt, deshalb erstaunte ich meine Lehrer in den ersten Schulklassen mit unorthodoxen bzw. ungewohnten Lösungen arithmetischer Aufgaben, wofür ich häufig eine „Eins plus" erhielt. Ich vermute außerdem, dass das Fehlen des musikalischen Gehörs und des Rhythmusgefühls in meiner Kindheit ebenfalls mit den angeborenen Fehlern im Kopf in Verbindung standen. Ich war sehr traurig darüber, weil ich in den Jugendjahren eine starke Stimme mit vielfältigen Klangfarben hatte und einen intensiven Wunsch, das Klavierspielen zu erlernen. Doch dieser Jugendtraum konnte sich leider nicht erfüllen …

Mit Anfang 40 tauchten auf einmal Ohrgeräusche auf der linken Seite auf, was ich dem Arzt bei einer der Standarduntersuchungen mitteilte. Doch er reagierte nicht darauf. Viel später nahm ich mit anderen Kollegen vom wissenschaftlichen Institut an den vorgeschriebenen Wettkämpfen im Schwimmen teil und strengte mich dabei so an, dass mein Gesicht völlig weiß wurde, wie man mir sagte. Ich kann mir vorstellen, dass ich in dem Moment wie durch ein Wunder einer Hirnblutung entkam. Weitere zehn Jahre später spürte ich, wie es mich manchmal beim Gehen zur Seite zog, besonders wenn ich „einen Gang höher" schaltete. Die Blässe im Gesicht wurde zu der Zeit dauerhaft.

Aus Furcht vor dem Abfließen des Blutes aus dem Kopf im Schlaf benutze ich schon seit einigen Jahren keine hohen Kissen, sondern kleine, flache. Doch vor dem Schlafen gebrauche ich zwei vertikal aufgestellte Kissen, auf die ich meinen Rücken beim Lesen stütze, um die Augen zu schonen. Und etwa vor einem Jahr hatte ich einige Male beim Hinlegen, während ich das Buch zur Seite legte und die Leselampe ausschaltete, ein Schwindelgefühl bemerkt. Doch kaum drehte ich mich um und brachte den Kopf in eine andere Position, verschwand diese unangenehme Empfindung.

Das alles erzähle ich Ihnen, damit auch Sie verstehen, dass ein Schlaganfall nicht plötzlich auftritt. Ihm geht eine angeborene oder „erworbene" Arteriosklerose voraus, die von verschiedenen, oft kaum bemerkten Symptomen begleitet wird. Eines dieser Symptome wird im Gesicht sichtbar. Zum Beispiel zeugen die allseits bekannten Tränensäcke unter den Augen von einer Nierenstörung. Wenn die Ödeme sich etwas weiter unten befinden

– dann handelt es sich meiner Meinung nach um Probleme im Gehirn. Wenn aber die Wangen beginnen zu „hängen", dürfte es sich um Probleme mit dem Herzen handeln. Folglich wird die Behandlung bis zum Verschwinden dieser Symptome bei mir zum Kriterium der Heilung der Sklerose in den Hirnblutgefäßen und im Herz werden. Das habe ich kürzlich erkannt und beschlossen: Nach erfolgreicher Reinigung aller Darmbereiche, der Leber und der Bauchspeicheldrüse ist nun für mich die Zeit gekommen, mich ernsthaft mit der Prophylaxe gegen Infarkt und Insult zu befassen. Diese besteht aus der Behandlung der Arteriosklerose der Gefäße im Hirn und Herz, umso mehr, als ich meine Schilddrüse und den Hals schon erfolgreich behandelt habe. So hoffe ich, dass meine Bücher – auch dieses hier – jetzt mir selbst helfen.

Die ersten Erfolge sind bereits sichtbar: Einige der oben genannten Symptome habe ich schon zum Verschwinden gebracht. Die Blässe ist verschwunden und ich habe wieder eine normale Gesichtsfarbe. Die Schlaflosigkeit nachts und Müdigkeit am Tage sind ebenfalls verschwunden, ich fühle mich wesentlich leistungsfähiger.

Wie auch beim Bluthochdruck ist es beim Insultrisiko notwendig, den arteriellen Druck zweimal täglich zu messen: morgens und abends. Leider unternimmt die offizielle Medizin bis heute keine ernsthaften Versuche, das vernachlässigte Problem des Bluthochdrucks zu lösen. Deshalb begnügen sich die Ärzte mit dem Geringsten: Sie erhalten den Blutdruck ihrer Patienten auf dem höchsten zulässigen Niveau, heilen sie aber nicht. Dazu wird meistens empfohlen, dauerhaft Tabletten einzunehmen, die den Blutdruck senken, ruhiger auf Stresssituationen zu reagieren und sich vor Stress und körperlicher Überlastung zu schützen. Dann, so behaupten die Experten, wird das Risiko eines Schlaganfalls erheblich gesenkt. Jedoch meine ich als Autorin dieses Buches: Der Schlaganfall wird bei einer solchen „Heilmethode" nur zeitlich verschoben oder man bekommt stattdessen einen Herzinfarkt, denn für die Erreger dieser Krankheiten ist der menschliche Körper ein einheitlicher Planet.

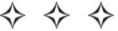

Von E. Samoilowa, einer erfolgreichen Fachärztin für Gynäkologie und Urologie, wurde mir durch einen etwa 50jährigen Patienten berichtet. Er litt an einer Entzündung der Prostata sowie einer Drüsengeschwulst und wurde dank einer komplexen Behandlung erfolgreich geheilt. Samoilowa untersuchte zunächst mithilfe eines Lumineszenz-Mikroskops (nach einer Pyrogynal-Provokation) die fixierten Blutpräparate und die Abstriche aus der Harnröhre des Patienten auf Trichomonaden, Chlamydien, Mykoplasmen, Ureaplasmen und Zytomegalievirus. Danach führte sie eine dreiwöchige medikamentöse Behandlung durch bei gleichzeitiger Injektion von Pyrogynal und vegetarischer Ernährung, einer reichhaltigen Einnahme von Heckenrosentee und verschiedenen Nahrungsergänzungen. Am Ende des dritten Behandlungszyklus war die Entzündung des Patienten verschwunden, die Geschwulst hatte sich zurückgebildet, es blieben nur kleine verkalkte Trichomonadenverkapselungen. Nach dieser Heilung fühlte sich der Patient sehr gut, er sah äußerlich auch jünger aus und beschloss sogar zu heiraten.

Zwei Leserbriefe

Viele von uns haben sich jahrzehntelang auf die Ärzte verlassen und die Verantwortung für die eigene Gesundheit auf sie übertragen. Während wir uns um unser Aussehen sorgen, vergessen viele von uns den Zusammenhang zwischen dem Nachlassen der äußeren Schönheit und der Verschlechterung der Gesundheit. Besonders in jungen Jahren denken wir nicht darüber nach, was in unserem Körper vorgeht, und bemerken den Beginn seiner vorzeitigen Alterung nicht. Und wenn wir später auch graue Haare oder Falten entdecken, eilen wir zum Friseur oder zur Kosmetikerin, um sie zu bitten, dies mit kosmetischen Mitteln zu korrigieren. Doch die Ausbreitung und immer frühere Konfrontation mit unheilbaren Krankheiten zwingt nicht nur die Ärzte, sondern auch uns Patienten dazu, über die Herkunft der früh im Leben beginnenden krankhaften Prozesse nachzudenken. Manche Menschen kommen erst nach langem Leidensweg mit ihren Krankheiten und nachdem sie die Machtlosigkeit der Medizin, sie zu heilen, feststellen mussten, auf den Gedanken, dass ihre eigene Beteiligung am Kampf ums eigene Leben wichtig ist. Manchmal gelingt es ihnen, dabei ziemlich erfolgreich zu sein.

Man muss wahrhaftig einen starken Willen, viel Geduld und Lebenswillen haben, um nicht vor dem herannahenden Unglück zu erstarren und um dem schrecklichen Leiden zu widerstehen. Und so bin ich unendlich froh, dass meine Publikationen über die parasitäre Herkunft vieler Krankheiten den Menschen helfen, nicht nur zu überleben, sondern auch die eigene Heilung zu erreichen. Mehr noch, nachdem sie ihre Leiden überwinden, eilen diese ehemaligen Patienten, ihre Freude und die Erfahrung der Selbstbehandlung mit denen zu teilen, die allein noch nicht mit ihrer Krankheit zurechtkommen.

Der erste Brief:

Guten Tag, Tamara Jakovlevna!
Im Dezember habe ich Ihre Artikel in der Zeitschrift „Licht. Natur und Mensch", Ausgabe Nr. 7, 10 und 11 gelesen, alle

auf einmal. An Ihre Erkenntnisse glaubte ich sofort, denn die Tragödie meines gesamten Lebens bestätigt Ihre Theorie. Die Geschichte meiner Leiden möchte ich nun kurz schildern.

In meiner Kindheit war ich stark, ausdauernd, hatte eine schöne, gesunde Gesichtsfarbe und fürchtete keine Arbeit.

Während der Studentenzeit wurden wir jährlich für ein bis zwei Monate zur Arbeit in die Landwirtschaft geschickt. Die Unterbringung erfolgte unter äußerst unhygienischen Bedingungen! In einem Zelt oder einer Baracke wurde Heu ausgeschüttet, wir bedeckten es mit unseren Decken, so wohnten wir – ohne Bad oder Dusche. Die Wäsche wurde meist in einem Bach gewaschen usw. Um es abzukürzen – ich vermute, dass ich dort infiziert wurde. In die Stadt zurückgekehrt, bekam ich auf einmal einen Eiterfleck auf dem Bein, ca. 5 cm im Durchmesser. Die Hautärztin, die ich aufsuchte, sagte: „Es sieht nach Trichomoniasis aus. Sie müssen zum Gynäkologen." Ich ging hin. Die Gynäkologin sah sich den Fleck an, wollte mich in den Untersuchungsstuhl legen. Doch als sie erfuhr, dass ich noch Jungfrau bin, schickte sie mich fort mit der Bemerkung, dass ich diesen Fleck mit Kaliumpermanganat ausspülen soll.

Der Fleck verschwand. Doch im Winter bemerkte ich, dass ich häufig Verstopfungen und einen ausgiebigen zähen Ausfluss hatte. Ich war sehr schüchtern und wusste niemanden, mit dem ich darüber sprechen konnte. So lebte ich weiter, bis zur Heirat. Etwa drei Monate nach der Heirat bekam ich starken Juckreiz. Ich suchte einen Gynäkologen auf. Es wurde ein Abstrich gemacht, aber nichts festgestellt. Im selben Jahr habe ich mich stark erkältet, die Lungen erkrankten. Gleichzeitig begannen Komplikationen in den Geschlechtsorganen, und die Besuche beim Gynäkologen häuften sich. Drei Jahre später wurde bei mir eine Infektion entdeckt. Die

Ergebnisse der Analyse kommentierte eine Schwester mit den Worten: „Ein sehr starker Befall!"

Ich wurde behandelt, mein Mann nicht. Noch vor Ende der Behandlung wurde ich schwanger. Nun begann jeder Tag mit Erbrechen: Ich erbrach eine bittere, gelbe Substanz bis zum letzten Schwangerschaftstag. Nach der Geburt war ich sehr lange krank. Man fand wieder eine Infektion und behandelte erneut nur mich allein. Die Kontrollabstriche waren sauber, doch ich hatte Schmerzen im Zahn, dann begannen sich meine Beingelenke zu verrenken. Kurze Zeit später bekam ich Schmerzen im Knie.

Meine Arbeit, das Kind, der Ehemann, Haushalt – das alles forderte meine Aufmerksamkeit; so quälte ich mich durch. Zwei Jahre später kam das zweite Kind. Diese Schwangerschaft verlief leichter als die erste. Doch dann erkrankte ich an Tuberkulose. Es gab keinen Husten, ich sah noch gut aus, aber ich fühlte eine Schwere auf meinen Schultern, als würde ich eine schwere Platte tragen.

Es wurden keine Bazillen gefunden, doch die Röntgenaufnahme zeigte einen Fleck in der Lunge. Ich wurde operiert. Als ich nach der Narkose wach wurde, zeigte mir der Chirurg, was man bei mir herausgeschnitten hatte: Es war eine weiße, kalkähnliche Neubildung, ein Stück Kalk mit Lungengewebe. Nach der Operation fühlte ich mich, als ob mir ein Stein von den Schultern genommen worden war. Doch die Operation selbst war sehr schwer für mich: Noch ein halbes Jahr wurde ich krankgeschrieben, danach ins Sanatorium geschickt. Dort bekam ich täglich eine Handvoll Tabletten. Daraufhin bekam ich Magenschmerzen. Dann spitzte sich das Knieleiden wieder zu, ich begann zu hinken. Ich wurde mit Paraffin behandelt, dabei schlug das Herz wie wild, als wollte es herausspringen. Doch danach kam eine leichte Besserung. Aber bald darauf versagte mein Magen gänzlich seinen Dienst. Drei Monate nach der Rückkehr aus dem Sanatorium begann ich sehr stark abzunehmen. Nicht, dass ich keinen Appetit hatte, es war schlimmer: Ich konnte kein Essen aufnehmen, es kam sogar ein Widerwillen gegen Essen. Nicht nur essen, auch schon die Nahrung ansehen konnte ich nicht. Innerhalb von zwei bis drei Monaten nahm ich über 20 kg ab, mein Gewicht betrug nur noch 47 kg. Die Arztbesuche waren fast schon eine Volltagsbeschäftigung, doch niemand von ihnen konnte irgendeine Krankheit bei mir finden.

Die Schlaflosigkeit kam dazu. Ich fing bereits an, über ein Testament nachzudenken. Doch ich wollte nicht sterben … Ich begann, die Ursachen dieser Situation zu erforschen und nach einem Ausweg zu suchen. Ich las einige Bücher und fand in einem davon („Phytotherapie", von einem bulgarischen Autor) die Beschreibung von Symptomen der Magenkrankheit, wie ich sie hatte. Dann habe ich mir Kräuter nach dem Rezept dieses Buches zusammengestellt und sie viermal am Tag genommen. Zwei Jahre nahm ich methodisch diese Kräutermischungen ein, mit einigen seltenen Pausen, um dem Körper etwas Ruhe zu gönnen. Ich hatte den Kampf auf genommen. Geschwächt, meiner Schönheit beraubt, kämpfte ich ums Überleben.

Was die Geschlechtsorgane betrifft, es war erträglich, aber nicht in Ordnung. Sehr oft hatte ich Eiterbläschen. Ich befragte die Ärzte, doch diese maßen dem keine große Bedeutung bei. „Versuchen Sie, Erkältungen zu vermeiden. Härten Sie den Körper ab", hieß es. Meistens gaben sie mir Vitamine und Glukose zur Stärkung des Organismus. Währenddessen bekam mein Mann Parodontose und Eiterbläschen auf den Gesäßbacken. Man sagte ihm, das sei Herpes und er solle sich vor Erkältung schützen.

So existierten wir. Mittlerweile wurden meine Verstopfungen immer schlimmer, ich bekam Hämorrhoiden. Ich wurde operiert. Man sagte mir, es wäre eine einfache Operation, doch danach ging es mir schlechter und ich hatte einige Jahre lang Blutungen.

Durch all das verloren wir den Glauben an die Ärzte. Als die Zeit kam, in der Heiler behandeln durften, wandte ich mich an diese. Einer von ihnen sagte mir, ich müsste in gynäkologische Behandlung. Und wieder wurde ein Abstrich genommen, doch auch diesmal wurde keine Infektion festgestellt, auch nicht nach diagnostischer Provokation der Krankheitserscheinung. Doch ich bat den Arzt, mich und meinen Mann gegen Trichomoniasis zu behandeln (zu der Zeit hatte ich schon viel gelesen). Man hat uns mit Tabletten behandelt, zwei Behandlungszyklen. Es wurde besser! Ich merkte, wie der Heilungsprozess eingesetzt hatte. Doch wie viele Jahre war ich krank! Ich kannte die Ursache der Krankheiten nicht und dachte, es wären alles verschiedene Krankheiten. Erst als ich Ihre Artikel las und mein Leben Revue passieren ließ, habe ich verstanden: Es gab nur eine Ursache!

Dies wurde durch das positive Ergebnis unserer gemeinsamen Behandlung bestätigt. Nach der Trichomoniasisbehandlung im Jahre 1993 verschwand – ganz nebenbei – meine Knieerkrankung (die Diagnose lautete: Arthrose des Kniegelenks); die Saisonerkrankungen meiner Hals- und Nasenhöhlen, die ich über viele Jahre im Frühjahr und im Herbst hatte, hörten auf; die Nägel auf den großen Zehen, die sonst dick und deformiert waren, wurden dünner und schöner, wenn auch noch nicht ganz wie früher. Im Dezember 1996 besuchte ich einige Ärzte, zeigte ihnen Ihre Artikel. Die Reaktionen waren unterschiedlich. So habe ich mich schon ohne ärztliche Hilfe weiterbehandelt. Die auffälligsten

Ergebnisse: Wenn alle an Grippe erkranken, bleibe ich verschont. Hals und Nase sind frei. Die schmerzhaften Plättchen auf den Nägeln verschwanden, meine Leistungsfähigkeit ist rapide gestiegen. Während der Behandlung juckten meine Augen oft. Meine Lippen haben eine bedeutend stärkere Farbe bekommen, die Zunge hat ein klareres Rosa und keinen Belag mehr. Mein ganzes Leben ist wie mit einem großen Lichtstrahl beleuchtet – ich habe verstanden, dass alle meine Krankheiten eine Ursache haben!

Ich bin Ihnen sehr dankbar für Ihre großartige Arbeit. Ich wünsche Ihnen viel Erfolg! Gesundheit, Freude, Mut und Kraft!

D. G., im April 1997.

Zweiter Brief:

Guten Tag!

Vielen Dank an die Redaktion der Zeitschrift „Licht. Natur und Mensch" und die Autorin der Artikel Tamara Lebedewa für ihre Publikationen über die Trichomonade, dank derer ich nach der Operation wieder auf die Beine kam.

Leider zeigt die Analyse (Abstrich), die in der Poliklinik gemacht wird, keine Trichomonaden an, und so bleibt die Krankheit in den meisten Fällen unentdeckt. Dafür finden Urologen diese im Harn. Ich habe mich in meiner Ausweglosigkeit mit der Urintherapie beschäftigt und dabei fiel mir ein gleichmäßiger, feinkörniger Bodensatz auf, der beim Einkochen des Urins auf ein Viertel der ursprünglichen Menge entsteht.

Daraufhin las ich im Schulbuch der Anatomie nach, dass die Nieren das Blut filtrieren und die Abfallprodukte in die Harnblase ableiten. Schließlich wurde die Trichomonade im

Abstrich gefunden, denn die Operation war gynäkologischer Natur und in der Bauchhöhle tauchte offenes Blut auf. Im Weiteren stabilisierte ich meine Gesundheit nach den Artikeln von Tamara Lebedewa mithilfe von Tabletten, Kräutern, Lebensmitteln, die die Blutzusammensetzung anreichern usw. Die Nieren habe ich mit Hafer und Kräutern gründlich durchgespült. Die Leber habe ich mit Natriumthiosulfat gereinigt (30-prozentige Lösung in Ampullen). Den Inhalt einer Ampulle habe ich mit 1/2 Glas Wasser verdünnt und am Abend getrunken, eine Stunde nach der letzten Mahlzeit. Sehr einfach und effektiv: Der Darm entleerte sich teerartig und die Leber wurde halb so schwer. Das ist sehr wichtig, denn die Leber reinigt das Blut.

Sehr richtig sagt Tamara Lebedewa, dass es nicht genug ist, eine erfolgreiche Operation durchzuführen, denn der gesamte Körper ist mit Mikroben infiziert. Auch bei mir kam fast vier Monate lang alter Satz nach der Einnahme der Kräuter, danach war der Urin weiß, rein.

Die Krankheiten verliefen genau nach dem von Lebedewa beschriebenen Schema. Das erste Mal wurden Trichomonaden bei mir vor 14 Jahren entdeckt. Danach folgte eine allgemeine Verschlechterung der Gesundheit: Müdigkeit, Verstopfungen, Gelenkschmerzen, Diabetes, Zahnprobleme, Entzündungen des Nebeneierstocks, Unfruchtbarkeit, Herzprobleme, Nierenentzündung, Muskelgewebsgeschwulst, niedriger Blutdruck. Und keine Behandlungen oder Diäten halfen. Nach der Operation, die ich als Hoffnung ansah, verschlechterte sich mein Zustand erheblich. Die Ärzte wollten von den Lebedewa-Artikeln nichts wissen. Aber ich dachte daran, dass meine Mutter an Bauchspeicheldrüsenkrebs gestorben war, doch als man sie öffnete, stellte man fest, ihre Aorta war zerfressen.

Liebe Tamara Jakovlevna! Jeder Ihrer Artikel hilft zu begreifen, was in uns Kranken vorgeht. Schreiben Sie bitte über alles, was Sie für richtig halten. Sie sind auf dem richtigen Weg!

Ich möchte noch einige meiner Erfahrungen mit Ihnen teilen. Die Mikroben wandern, sobald sie die Gefahr (die Wirkstoffe von Kräutern, Arzneimitteln) erkennen, aus den Blutgefäßen und zurück. Man muss sie unverhofft erwischen, denn es sind wirklich eine Art Tiere. Am effektivsten erwiesen sich Johanniskraut, Rainfarn, Erdbeersaft, Schokolade, Quark.

Die Erhöhung der Tablettendosis gibt keine guten Ergebnisse, denn dabei wird das Blut sehr unterdrückt. Das Blut aber ist an sich das beste Tötungsmedikament, bei guter Ernährung. Die Enzündung der Harnblase, begleitet von häufigem nächtlichem Harndrang, ist eine Trichomoniasiserscheinung: Die Mikroben dringen in die Harnblasenwände und täuschen einen Harndrang vor. Weißfluss und Muskelgewebsgeschwülste sind ebenfalls Folgen der Trichomoniasis. Auf meine Bitte hat eine Freundin nach vier Tabletten Trichopol ihren Harn aufgekocht und sie hatte genau einen solchen Satz wie bei mir (als man bei mir die Trichomonade entdeckte), obwohl man bei ihr diesen Parasiten nie festgestellt hatte.

Ich wünsche Ihnen Gesundheit und Erfolg! Vielen Dank!

Tatjana N.

06.04.1997, Krasnojarsk

Beim Lesen dieser Briefe kann man nur staunen, wie blind – Verzeihung – doch unsere Medizin ist. Erinnern wir uns: Bei der jungen und blühenden Studentin begann alles mit einem Fleck auf dem Bein, und die Hautärztin stellte die richtige Diagnose. Doch die Unkenntnis der Gynäkologin, ihr Unwille, auf die Meinung der Kollegin zu hören, schließlich fehlender Wissensdurst, der übrigens dazu beiträgt, den Horizont eines jeden Spezialisten zu erweitern, verurteilten die Patientin zu vielen Jahren Leid. Aus diesem Grund wurden für die Behandlung der Folgeerkrankungen große Mittel und viel Kraft aufgewendet: Chirurgen und Internisten, Lungenspezialisten und Fachärzte für Magen-Darm-Erkrankungen, Rheumatologie und Gynäkologie waren im Verlauf vieler Jahre damit beschäftigt. Zweimal war sie im Sanatorium und unzählige Male krankgeschrieben. Und erst der Heiler stellte die richtige Diagnose und schickte die Patientin zum Gynäkologen – dem Spezialisten, bei dem sie vor vielen Jahren ihre Behandlung beginnen wollte. Danach wurden sie und ihr Mann behandelt, verbesserten sich ihre Gesundheit und Leistungsfähigkeit und ihr Leben erhellte sich.

Die Frau im zweiten Brief ging noch weiter: Ohne sich auf die Ärzte zu verlassen, entwickelte sie ihre eigene Diagnosemethode für Trichomoniasis, die zwar einen üblen Geruch hat, aber auch effektiv zu sein scheint. Sie entwickelte und erprobte an sich selbst eine Behandlungsmethode für Krebs nach der Operation und für das Herz-Kreislauf-Leiden, alles Folgen eines chronischen Trichomonadenbefalls. Das half ihr, die meisten ihrer ernsthaften gesundheitlichen Probleme zu lösen, abgesehen von der Verstopfung.

Wichtig: Nachweis der Trichomonaden im Körper

Fairerweise muss man sagen, dass an der Ineffektivität der Behandlung von Kranken meistens nicht die behandelnden Ärzte, sondern die medizinische Wissenschaft schuld ist, nach deren Methoden die Behandlung geschieht. Wenn „von oben" die Lehrmeinung postuliert wird, dass das menschliche Blut steril sei und man nur die Anzahl weißer und roter Blutkörperchen zu zählen brauche, wird genau das gemacht. Auch an der Tatsache, dass gemeinsam mit Lymphozyten die Trichomonaden mitgezählt werden und die zahlreiche Mikroflora und sogar große Bakteriensphäroiden (beides sehe ich unter dem Mikroskop) für Defekte in der Färbung der Blutpräparate gehalten werden, sind ebenfalls die Entwickler der Arbeitsmethoden schuld. Denn auch wenn ein Laborarzt „seltsame" Inhalte im Blut sieht, wie kann er sie benennen oder wem kann er von seinem Fund berichten? Leider niemandem, denn man wird ihn selbst beschuldigen, den Blutausstrich verunreinigt zu haben. Außerdem, auch wenn ein solcher Arzt diese Frage nach oben an seine Leitung weitergibt, wird er keine Unterstützung finden. Denn in einem solchen Fall wird man die Blutsepsis bei Kranken anerkennen und Alarm schlagen müssen. Wer möchte denn solch einen unbefriedigenden Zustand in seiner Klinik, Stadt, seinem Bezirk zugeben und nach oben in der Hierarchie weitergeben? Es würde nur Ärger bringen. Also schweigen die Hämatologen „unten", was den oberen Etagen nur recht ist. Doch für dieses Einverständnis zahlen die kranken Menschen mit vielen Jahren Leid.

Dasselbe betrifft auch gynäkologische Untersuchungen: Man muss an allen möglichen Krankheiten leiden, in die Poliklinik „wie zur Arbeit" gehen oder eine große Muskelgewebsgeschwulst austragen (welches die Onkologen bis zur Größe einer zehn- bis zwölfwöchigen Frucht beobachten werden), damit nach einer Radikaloperation die Mediziner die Trichomonade entdecken (diese ist im Übrigen nie allein, sondern wird von einer Eskorte krankmachender Mikroorganismen begleitet).

Um seinem Patienten das zu ersparen, muss ein Gynäkologe eine Kleinigkeit wissen: Die Trichomonade wandert für die Zeit der Menstruation (schon wieder Blut!) und für die Tage danach in die Vagina der Frau und wird für einen Abstrich, das heißt für die

Analyse zugänglich. Danach kehrt sie wieder zurück in die höhergelegenen Organe, gemeinsam mit der sie begleitenden Mikroflora. Dabei kann sie selbst die Spermien oder die Eizelle begleiten und mit ihnen – oder auch ohne sie – in die Gebärmutter gelangen. Deshalb würde es reichen, wenn man im Wartezimmer des Gynäkologen ein Schild aufhängen würde mit folgendem Text: „Sehr geehrte Patientinnen, für den Abstrich zur Untersuchung kommen Sie bitte zwischen dem 1. und 7. Tag ab Beginn der Menstruation." So würde die Quote der Entdeckung von Trichomonaden verzehnfacht werden. Wenn die Frauen dazu noch auf Empfehlung des Arztes in den zwei Wochen vor der Untersuchung Polyen-Antibiotika einnehmen (zum Beispiel Nystatin oder Levorin) oder andere pilzvernichtende Mittel, wird die Quote der Entdeckung von Trichomonaden 90 bis 100 % aller Patientinnen betragen. Doch dafür muss bei der Untersuchung des Abstrichs unter dem Mikroskop (bei einer 1000- bis 1250-fachen Vergrößerung, mit Immersion) nicht nur nach begeißelten, sondern auch nach amöboiden und zystoiden Trichomonaden gesucht werden. Eine große Hilfe werden dabei Fluoreszenz-Mikroskope sein. So wird die wissenschaftliche Verwaltungs- und Leitungsebene des Landes erkennen, dass nicht die Ärzte schuld sind, sondern dass sie selbst die Ausbreitung der Trichomonadenepidemie im ganzen Land „verschlafen" haben.

Nach dieser Feststellung kann man sich ans Werk machen, um die Menschen von ihrer Infektion durch Trichomonaden und andere Erreger chronischer, langsam verlaufender und stetig in ihrer Zahl wachsender Erkrankungen zu befreien. Und so werden junge Menschen nicht mehr gleich zu Beginn ihres Lebens ihre Schönheit, Gesundheit und Leistungsfähigkeit verlieren. Sie werden ihre Organe und Körperteile nicht mehr in den Operationssälen des Landes lassen müssen oder die Ärzte jeglicher Fachrichtungen mit sinnloser Arbeit belasten, die ihnen sicherlich keine große emotionale Befriedigung verschafft.

Doch um die Trichomonaden aus dem Körper zu bekommen, sogar im Stadium der normalen Trichomoniasis, sollte man nicht mit Anti-Trichomonaden-Mitteln beginnen. Diese werden zwar ihre Wirkung haben, doch sie ist kein dauerhaftes Ergebnis. Die im Körper verbliebenen Parasiten können zum Rückfall in die Krankheit führen, sowohl in der Kardiologie als auch in der Onkologie. Es ist auch nicht ungefährlich, wie wir im zweiten Brief gesehen haben, die Leber zu reinigen, ohne vorher gründlich den Darm gereinigt zu haben. Die Methoden der Reinigung des Körpers mit natürlichen Absorptionsmitteln: Leinsamenbrühe und Hafer (mit Schale) sowie des Darms, der Gelenke, Leber, Nieren, Lymphe und des Blutes wurden Ihnen im letzten Kapitel meines ersten Buches *Krebserreger entdeckt!* bereits vorgestellt. Nachdem Sie begonnen haben, Ihren Körper von Schlacken und Giften zu reinigen, können Sie auch zur zweiten Behandlungsetappe schreiten – der Versorgung des Körpers mit natürlichen Vitaminen, Mikro- und Makroelementen. Erst danach können (wenn Sie nicht an Blutkrebs beziehungsweise an den Lymphknoten erkrankt sind) nach den Antimykosemitteln auch Antitrichomonadenmittel zur Anwendung kommen, einschließlich der intravenösen (0,5-%-ige Lösung Metronidazol oder Metrogil), sowie die Immunmodulatoren, Immunstimulatoren, Rainfarn, Johanniskraut, Warzenkraut und antibakterielle Mittel.

Doch auch nach der Behandlung beider Ehepartner oder der gesamten Familie sollte man nicht vergessen, dass gegen die Trichomonade keine Immunität entsteht und dass jeder unvorsichtige Kontakt zur Ursache einer wiederholten Infektion werden kann, die nun schon schwieriger zu behandeln wäre. Und insgesamt sollte man nach gründlicher Behandlung darüber nachdenken, einige unkomplizierte Reinigungs- und Vorbeugungsmethoden (wie zum Beispiel die Ölziehkur, Vitamin- und Mineralienkur, Wechselduschen, Sport usw.) in den Tagesablauf zu integrieren.

Abschließend möchte ich noch betonen, dass die Ihnen vorgestellten Briefe „erste Schwalben" sind, die bezeugen, dass in den Köpfen der Menschen ein Umdenken geschieht. Ganz im Gegensatz zur konservativen und unbeweglichen Medizin reagieren die Patienten aktiv auf jeden gesunden Gedanken. Sie nehmen ihn auf, arbeiten an realen Methoden der Selbstheilung. Wissenschaftler aus der Medizin aber wissen zwar schon lange von der Vielseitigkeit und Gefährlichkeit der Trichomonade, schweigen allerdings weiterhin darüber. Die praktische Medizin dagegen verwendet schon in vielen Behandlungsprozessen Trichopol (Antitrichomonadenmittel): begleitend bei Bestrahlung, Operationen, bei der Behandlung von Parodontose, Geschwüren im Magen-Darm-Trakt und Lungenentzündungen nichttuberkuloser Natur.

Dabei erhält sie – natürlich – bessere Ergebnisse als ohne Trichopol. Doch diese Ergebnisse sind fraglich. Wenn die Parasiten nicht gründlich ausgeleitet werden wie auch die andere krankmachende Infektion, werden sie arzneimittelresistent. Deshalb wird es bei einem Rückfall in die Erkrankung (und den wird es geben bei einer solch oberflächlichen Behandlung, die noch dazu den Geschlechtspartner unberücksichtigt lässt), schon schwieriger sein, diese zu bekämpfen. Denn heute heilen die Ärzte ihre Patienten nicht abschließend, sie leisten keine Aufklärungsarbeit und warnen nicht vor der Gefahr einer weiteren Entwicklung ihrer Infektionskrankheiten, da sie die Krankheitsprozesse nur für eine kurze Zeit anhalten. Diese können nach einer gewissen Zeit wieder auf einer neuen, bösartigeren Ebene auftauchen. Doch zur Veränderung der traurigen Lage in der Medizin brauchen die praktischen Ärzte neue Instruktionen und Methoden „von oben", vom Gesundheitsministerium und von der Akademie der medizinischen Wissenschaften. Die Entscheider aber haben es nicht eilig. Was nun? Die Antwort wird von den klugen und engagierten Patienten kommen, in Form ihrer eigenen Selbstbehandlungserfolge. Solange es nicht anders geht, wünschen wir ihnen viel Glück dabei!

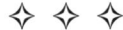

Heilkräfte der Volksmedizin

Risikofaktoren
für Herz-Kreislauf-Erkrankungen

Und nun lassen Sie uns die Frage verfolgen: Was kann die Volksmedizin hierzu empfehlen? Wir stellen fest, dass Heiler und Heilpraktiker ihre Aufmerksamkeit zuerst auf den Zustand des Blutes richten. Sie gehen davon aus, dass dickflüssiges Blut ein Zeichen für Thrombenbildung in den Blutgefäßen ist und folglich auch für eine Insultgefahr. Die Verdickung des Blutes wird gefördert durch einen hohen Cholesteringehalt im Blut und die Störung des Kalziumhaushalts, hervorgerufen durch eine unzureichende Tätigkeit der Nebenschilddrüsen, sowie chronische Verstopfung und schlecht arbeitende Nieren, spätes Abendessen und Mangel an Bewegung. Zweitens stellen Heilkundige fest, ob der Patient zu einer Risikogruppe gehört. Dazu zählen:

- erbliche Faktoren, das heißt es wird geklärt, ob jemand von den Eltern oder anderen Vorfahren an Schlaganfall litt
- das Alter und chronische Krankheiten, das heißt Sie sind beispielsweise 60 Jahre alt und leiden schon seit einiger Zeit an Bluthochdruck, einer Herzkrankheit oder an Diabetes
- Rauchen oder Alkoholmissbrauch

- häufige Kopfschmerzen, Schwindelgefühle oder Ohnmachts-
  anfälle
- Stressanfälligkeit durch bestimmte berufliche oder familiäre
  Belastung

Nach einer solchen Klärung der Krankheitsgeschichte wird ein
Heilkundiger, im Gegensatz zum Arzt, nicht zu gefäßerweiternden
Mitteln raten, sondern eine Reinigung der Blutgefäße empfehlen.

Insgesamt zählen Mediziner über 250 verschiedene Risiko-
faktoren für Herz-Kreislauf-Erkrankungen. Dabei sind fetthaltige
Nahrung, zu wenig Bewegung, Rauchen und Störungen im
Stoffwechsel, die erbliche oder altersbedingte Veranlagung zu
Krankheiten für jeden Menschen ernsthafte sekundäre Faktoren der
Entwicklung von Herz-Kreislauf-Pathologien.

Amerikanische Wissenschaftler haben festgestellt, dass die wichtigste Ursache von Herzkrankheiten eine feindselige Einstellung
zur Umwelt ist. Wenn man seine Einstellung zur Welt verändert,
senkt man das Risiko einer Erkrankung erheblich. Wichtig ist auch,
Wutanfälle zu vermeiden und nicht zu viel Energie zur Erhaltung
eines bestimmten Images zu verwenden, das nicht authentisch ist.
Gehen Sie Ihren eigenen Bedürfnissen nach. Kümmern Sie sich
nicht so sehr darum, wie andere Sie sehen. Seien Sie also Sie selbst,
und Ihre Arbeit sollte Ihnen Befriedigung verschaffen. Noch besser
ist es, wenn sie Ihr liebstes Hobby ist. Und denken Sie daran, sich
selbst kleine Freuden zu machen: nach der Arbeit ein Spaziergang
im Park, vor dem Einschlafen ein gutes Buch lesen, am
Wochenende eine Fahrt ins Grüne, ein Picknick oder Angeln, ein
netter Freundeskreis, ein Theaterbesuch, ein klassisches Konzert.
Es wurde weiterhin festgestellt, dass Mittagsschlaf die Infarkt-
gefahr ebenfalls stark verringert. Verheiratete Männer werden nur
halb so oft vom Infarkt getroffen wie ledige. Die Wissenschaftler
stellten fest, dass die besten Methoden zur Entspannung und
Regeneration … Nähen und ironische Kriminalromane sind, ohne

Berge von Leichen und einem Meer von Blut. Bei solcher Betätigung normalisiert sich der Blutdruck, die Herztätigkeit verbessert sich, der Tonus wird erhöht, das Leben verlängert.

Und im Gegenteil, wenn ein Mensch, der von seiner Natur her sehr aktiv ist, auf einmal seine geliebte Arbeit verliert, zum Beispiel bei Betriebsschließungen oder im Rentenfall, kann er bald einen Infarkt bekommen. Mit anderen Worten, die Liebe zur Arbeit ist sehr wichtig für den Herztonus, und solange man die Möglichkeit hat, sollte man arbeiten und nicht in die Rente eilen. Oder wenigstens ein interessantes Hobby, eine Beschäftigung finden. So wurde dem ersten Ex-Präsidenten von Russland, Boris Jelzin, von den Ärzten empfohlen, interessante Bücher zu lesen und Englisch zu lernen.

Prophylaxe der Arteriosklerose

Da sich die Arteriosklerose sehr langsam entwickelt, manchmal innerhalb einiger Jahrzehnte, und da diese Entwicklung durch einen wellenartigen Verlauf gekennzeichnet ist (nach Phasen der Verschlimmerung der Krankheit folgen Phasen des Stillstands und der Gesundung), können Maßnahmen zur Vorbeugung der Arteriosklerose nicht auf bestimmte Fristen oder Behandlungszyklen begrenzt werden. Sie muss im jugendlichen Alter beginnen und unaufhörlich im Verlauf des gesamten menschlichen Lebens fortgesetzt werden. Die vorbeugenden Maßnahmen gegen Arteriosklerose sind vor allem: ein gesunder Lebensstil, die Einhaltung der Ratschläge und Empfehlungen des Arztes, die auf Erhalt der Gefäßwände und Vorbeugung von Cholesterinablagerungen ausgerichtet sind.

Es steht fest, dass die Veränderungen in den Gefäßwänden als Folge von Störungen und Missverhältnissen in der Funktion komplizierter nervlicher, hormoneller und anderer biochemischer Mechanismen entstehen, die die Tätigkeit des Herz-Kreislauf-Systems seit der Geburt des Menschen regeln. Die Störung dieser Regelungsmechanismen kann man sich vorstellen wie das Ergebnis natürlicher, aber ihre „Arbeitskapazitäten" übersteigernder Belastungen, das heißt als Folge von Belastungen physiologischer Art, die in ihrer Intensität und/oder Dauer zu hoch sind.

Im Verlauf der Evolution bildeten sich in unserem Körper vollkommene physiologische und biochemische Mechanismen, die seine Wechselwirkung mit der Umwelt sichern. Der Einfluss von Umweltfaktoren wird zuallererst vom Nervensystem erfasst, das die Reaktionen des Körpers „organisiert". Als Reiz für das Nervensystem gelten auch Worte.

Herz und Gefäßsystem sind praktisch an allen Reaktionen des Körpers auf Reize aus der Umwelt beteiligt, doch besonders hinsichtlich der Emotionen und der Muskeltätigkeit. Deshalb ist es selbstverständlich, dass eine Überlastung des Nervensystems unabdingbar durch eine verstärkte Tätigkeit des Herz- und Kreislaufsystems begleitet wird.

Die Reaktion auf äußere Reize verläuft dann mit minimaler Belastung, wenn die wichtigsten inneren Systeme des Menschen über eine entsprechende „Leistungskapazität", eine Reserve funktionaler Möglichkeiten verfügen. Andernfalls erweist sich die Belastung für eines der inneren Systeme des Körpers als untragbar, was zur Überlastung anderer Systeme führt – am häufigsten des Nerven- und des Herz-Kreislauf-Systems.

Die nervlich-emotionale Belastung oder eine die Psyche schädigende Situationen sind im Leben des modernen Menschen zu Faktoren geworden, die negativ auf das Gefäßsystem einwirken. Deshalb ist die Eingrenzung solcher Situationen im privaten und beruflichen Leben der wichtigste Aspekt in der Vorbeugung der Arteriosklerose. Dabei ist die Basis der persönlichen, individuellen

Vorbeugung der Arteriosklerose die Erhaltung und Unterstützung der optimalen Aktivität der nervlichen und hormonellen Regulation, deren Störung bei jedem einzelnen Menschen nicht so sehr durch die Art äußerer Störfaktoren wie vielmehr durch seine Reaktion darauf bestimmt wird. Aus allen Varianten der menschlichen Reaktionen auf äußere Reize, insbesondere verbaler Art, wird der günstigste nervlich-hormonelle Hintergrund durch Wohlwollen und Güte im Umgang mit Menschen gewährleistet.

Die negativen Faktoren im Leben eines modernen Menschen sind: Bewegungsmangel; eine übermäßige Ernährung, die große Mengen Fett und Kohlenhydrate enthält; Störung der Vitaminbalance in der Nahrung; intensives Rauchen. Die Prophylaxe der Arteriosklerose beinhaltet die Beseitigung dieser Faktoren.

Wie soll der Ansammlung von Cholesterin in den Arterien entgegengewirkt werden? Es ist bekannt, dass das wichtigste Labor des Körpers für die normale biochemische Umwandlung aller Stoffe die Leber ist. Zur Unterstützung ihrer Funktion empfiehlt sich eine Einschränkung und manchmal auch der Ausschluss von Komponenten, die bei industrieller Zubereitung von Speisen hinzugefügt werden, sowie eine Zufuhr von Vitaminen. Übergewicht des Körpers ist mit einer wachsenden Konzentration von Fetten und fettähnlichen Stoffen im Blut verbunden. Dies erschwert die Aufnahme arteriosklerotischer Ablagerungen, was wiederum das Wachstum der Letzteren begünstigt.

Deshalb ist die richtige Ernährung ein wichtiger Faktor in der Vorbeugung der Arteriosklerose. Fachleute empfehlen, alle fetthaltigen Nahrungsmittel vom Speiseplan zu streichen: Speck und sehr fetthaltige Fleischsorten, fettreiche Suppen usw. Als größter „Verschulder" der Arteriosklerose gelten Eier, deshalb soll ihr Verzehr eingeschränkt werden. Tierische Fette sollen nach Möglichkeit durch pflanzliche Öle ersetzt werden, vorzugsweise Olivenöl. Fleisch wird durch Fisch ersetzt. Außerdem sollen Leber,

Hirn, Kaviar, Sahne und Crème fraîche vom Speiseplan gestrichen werden. Jeder Mensch, der sich um seine Gesundheit sorgt, sollte den Cholesteringehalt in seinem Blut kennen. Eine Erhöhung des Gehalts auf über 6,5 mmol pro l ist ein Risikofaktor für die Entwicklung der Arteriosklerose.

Bei Arteriosklerosegefahr sollten Nahrungsmittel wie frische Ofenkartoffeln, gebacken in der Schale, Kohl, Salate und Gemüse, Nudeln, Obst und wild wachsende Kräuter verwendet werden. Systematische geistige Tätigkeit verlangsamt bei älteren Menschen ebenfalls die Entwicklung der Arteriosklerose. Diesen werden außerdem Spaziergänge empfohlen, die aber nicht ermüden sollen. Möglichst vermeiden sollte man Erkältungen und eine schlechte Verdauungstätigkeit – Verstopfungen oder Durchfälle.

Die Volksmedizin empfiehlt folgende Nahrungsmittel zur Vorbeugung und Heilung von Arteriosklerose: Apfelsinen, Wassermelonen, Trauben, Grapefruit, Honigmelone, Erdbeeren, Auberginen, Weißkohl, Zitronen, Zwiebeln, Himbeeren, Wegerich, Eberesche, auch Vogelbeeren genannt (sie sollen vorsichtig angewandt werden, da sie die Blutverdickung und -gerinnung fördern), Rote Bete, rote und schwarze Johannisbeeren, Kürbis, Knoblauch, Dill, Bohnen, Äpfel. Wichtig ist außerdem, das Übergewicht zu reduzieren.

Eine Auswahl von Säften für Patienten mit Arteriosklerose:

- Orangensaft – 1/4 Tasse 20 Minuten vor einer Mahlzeit
- Traubensaft – 1/3 Tasse 20 Minuten vor einer Mahlzeit
- Grapefruitsaft – 1/4 Tasse 20 Minuten vor einer Mahlzeit
- Weißkohlsaft – 1/3 Tasse zwei- bis dreimal am Tag

- eine Mischung aus gleichen Teilen von Zwiebelsaft und Honig, 1 EL dreimal am Tag eine halbe Stunde vor den Mahlzeiten
- Rübensaft, der nach Herstellung mindestens zwei Stunden im Kühlschrank ziehen sollte – 1/3 Tasse 20 Minuten vor den Mahlzeiten
- Kürbissaft – 1/3 Tasse zwei- bis dreimal am Tag
- Apfelsaft – 1/2 Tasse 20 Minuten vor den Mahlzeiten

Die Säfte sollten frisch gepresst sein, im konservierten Zustand ist ihr Nutzen fragwürdig, außer beim Rübensaft.

Rüben sind aufgrund ihres hohen Vitamin- und Mineraliengehalts – B1, B2, B5, B6, B9, C, Carotinoide, Mineralsalze von Eisen, Mangan, Kalium, Calcium, Magnesium und Jod – gut zur Verwendung als Mittel gegen Arteriosklerose und Arrhythmie geeignet. Vor Kurzem habe ich selbst eine zehntägige Behandlung mit Rübensaft gemacht, nachdem ich die Rüben in einer Saftpresse zerkleinert und mindestens zwei Stunden im Kühlschrank ziehen lassen habe. In der Regel nahm ich den Rübensaft eine halbe Stunde vor den Mahlzeiten und auch am Abend, kurz vor dem Schlafengehen, ein. Positive Ergebnisse wurden im Gesicht sichtbar. Allerdings traten auch eine gewisse Apathie und ein Gefühl von Kranksein auf. Dies sind Anzeichen einer Vergiftung, die nicht nur einen Mangel an Kalium im Körper anzeigen, sondern auch, dass der Prozess der Resorption von atherosklerotischen Plaques gestartet wird. Daraufhin machte ich eine Behandlungspause, in der ich begann, in kochendem Wasser eingeweichte Aprikosen einzunehmen, die reich an Kalium sind, und frische Säfte aus Beeren – Brombeere, Heidelbeere, Sanddorn – sowie Aktivkohletabletten.

Der Entwicklung von Arteriosklerose und Lebererkrankungen wirkt eine Mischung aus Rettichsaft und Honig entgegen, zu gleichen Teilen. Dieses Mittel beugt auch der Bildung von Gallensteinen und Nieren vor. Dazu schneidet man einen kleinen Teil des Rettichs ab, der Rest wird ausgehöhlt und mit Honig gefüllt. Man deckt den Rettich mit dem abgeschnittenen Stück ab und stellt ihn für vier Stunden an einen warmen Ort. Danach wird die Flüssigkeit abgegossen und der Wirkstoff ist fertig. Nehmen Sie zu Beginn 1/2 Tasse pro Tag und steigern die Dosis nach und nach bis zu 2 Gläsern pro Tag.

In einigen Fällen wird den Patienten empfohlen, eine Kastanientinktur einzunehmen, die die Viskosität des Blutes reduziert, die Blutgefäße von Plaques reinigt und die Gefäßwände elastischer macht.

Zur Behandlung von Arteriosklerose wird auch ein Knoblauch-Zitronen-Likör verwendet, der nach folgendem Rezept hergestellt wird. Geschälte Knoblauchzehen und Zitronen mittels Reibe zerkleinern und mischen. Die so entstandene Mischung wird mit 1 l Wasser aufgegossen und bei Raumtemperatur in einem geschlossenen Gefäß, in einem dunklen Schrank für zwei Tage stehen gelassen. Nehmen Sie 1 EL dreimal am Tag jeweils eine halbe Stunde vor den Mahlzeiten.

Zur Reinigung der Blutgefäße im Gehirn und Verbesserung des Gedächtnisses wird folgendes Rezept empfohlen. Entnehmen Sie die Innenwände aus Walnussschalen, gießen sie mit Alkohol (zum Beispiel Korn oder Wodka) auf, in der Relation: auf 1 Glas

Walnuss-Innenwände 500 ml Alkohol. Diese Tinktur wird in einem fest verschlossenen Behälter, in einem dunklen Schrank für 15 Tage aufbewahrt. Nehmen Sie 4 bis 6 Tropfen in einem Esslöffel Wasser verdünnt dreimal pro Tag, 20 bis 30 Minuten vor dem Essen. Dauer der Behandlung – zehn Tage.

Förderlich für die Behandlung der Arteriosklerose ist auch das Saugen (wie einen Lutschbonbon) von einem Esslöffel unraffinierten Sonnenblumenöls am Morgen auf nüchternen Magen – für fünf Minuten oder mehr. Allerdings sollte man beachten, dass das Öl danach sorgfältig entfernt und der Mund mit warmem Wasser gründlich ausgespült werden muss. Diese Behandlung kann lange fortgesetzt werden – von mehreren Monaten bis zu einem Jahr.

Täglich zwei bis drei Äpfel morgens auf nüchternen Magen zu essen, wirkt sich ebenfalls positiv aus. Dies gilt auch für frische Kirschen, Grapefruit und rohe Kartoffeln, die die mineralreiche Außenschicht (unter der Haut) beibehalten haben. Die nächste Mahlzeit sollte frühestens 30 Min. nach dem Verzehr von Obst folgen.

Die Entstehung und das Wachstumstempo bei der Entwicklung der Arteriosklerose sind eng mit der Erhöhung des arteriellen Blutdrucks verbunden. Eine Erkrankung an Diabetes mellitus bedeutet eine aktive Begünstigung der Arteriosklerose. Solche Patienten müssen unter ständiger ärztlicher Beobachtung stehen. Die Veranlagung zur Arteriosklerose wird zwar nur an manche Vertreter der nächsten Generation vererbt, diese Personen müssen die vorbeugenden Maßnahmen aber besonders ernst nehmen, um den Krankheitsausbruch der erblichen Veranlagung zu verhindern.

Der Gesamtbefall aller Arterien durch Arteriosklerose geschieht äußerst selten. In der Regel wird der Befall der Gefäße im Gehirn, im Herz, in den Nieren und Beinen beobachtet. Das Fortschreiten der arteriosklerotischen Veränderungen in den Arterien ist dadurch gekennzeichnet, dass bei erhöhter funktionaler Tätigkeit des Organs der Blutfluss zu diesem Organ unzureichend ist und der Patient unangenehme Empfindungen seitens dieses Organs bekommt. In solchen Fällen ist dringend geraten, einen Arzt aufzusuchen.

Das Gefäßsystem verfügt über Möglichkeiten zur Wiederherstellung des Blutzuflusses, der durch Arteriosklerose und ihre Folgen entsteht. Die wichtigste von ihnen ist die Fähigkeit, Umgehungsgefäße (Kollateralen) zu bilden, die das Organ mit Blut versorgen. Eine solche Umgestaltung der Blutbahn braucht viel Zeit und entsprechende Verfahren, die am besten durch die für dieses Organ natürlichen funktionalen Belastungen erfüllt werden (zum Beispiel Gehen für die Beinarterien und die Herzkranzarterien). Doch dabei sollte man daran denken, dass eine zu starke Belastung die Blutversorgung beeinträchtigt und die Bildung von Umgehungsgefäßen nicht fördert. Die sorgfältige Dosierung der Belastung durch den Arzt, die Ausdauer und Geduld des Patienten, sein Glaube an den Erfolg sind notwendige Bedingungen einer erfolgreichen Prophylaxe dieser meistverbreiteten Krankheit unserer Zeit.

Volksrezepte gegen Hypertonie

Zu den Volksmitteln, die zur Senkung des arteriellen Blutdrucks beitragen, gehören folgende Naturheilmittel beziehungsweise Lebensmittel:

Ein Mixgetränk aus Karotten- und Rübensaft, Preiselbeeren, Honig und Alkohol im Verhältnis 2:2:1:2:1 in ein Glasgefäß geben, fest den Deckel schließen und für drei Tage an einen dunklen Ort stellen. Nehmen Sie 1 EL dreimal täglich vor den Mahlzeiten.

Mischen Sie 1 kg Zwiebeln, in einer Saftpresse gehackt, 500 g Honig und die „Wände" aus 25 Walnüssen auf 500 ml Wodka. Die Mischung wird dicht abgedeckt und an einem dunklen Ort für zehn Tage stehen gelassen. Nehmen Sie 1 EL dreimal täglich vor den Mahlzeiten.

1 EL Ringelblumenblüten in ein Glas Wodka (oder Korn) geben, an einem dunklen Ort ziehen lassen. Nehmen Sie 20 Tropfen dreimal täglich vor den Mahlzeiten. Nach dieser Behandlung verschwinden bei einigen Patienten Kopfschmerzen und Schlaflosigkeit, die Leistungsfähigkeit erhöht sich.

Zwei unbehandelte Zitronen mit Schale fein hacken und 1½ Tassen Zucker drauf streuen. Eine Woche stehen lassen. Diese Portion innerhalb eines Tages aufessen. Der Behandlungseffekt wird verstärkt, wenn Sie an diesem Tag fasten und nur Wasser und die Zitronenmischung trinken. Dann, nach einer zweitägigen Pause, kann die Behandlung mit gezuckerten Zitronen wiederholt werden, bei Bedarf einige Male. Als Ergebnis kann eine Blutdrucksenkung erzielt werden.

Bereiten Sie eine Kräutermischung aus gleichen Mengen an Weißdorn, Adonisröschen und Herzgespann. Dann nehmen Sie 1 EL der Mischung auf 1 Tasse kochenden Wassers. Nehmen Sie 1/3 Glas Kräutertee dreimal täglich vor den Mahlzeiten.

Die bulgarische Kräutermedizin empfiehlt zur Vorbeugung und Behandlung von Bluthochdruck auch Tinkturen, Tees und Brühen von Wildpflanzen, wie zum Beispiel Immergrün, rotem Weißdorn, blutroten Geranien, Majoran, Arzneiengelwurz, Ringelblume, Königskerze, Oliven, Misteln, Hasel, Scharfem Mauerpfeffer, schwarzer Johannisbeere, japanischem Schnurbaum, Ruhrkraut, Kürbiskernen (Brühe), Knoblauch, Bärlauch oder Schachtelhalm.

Zur Senkung hohen Blutdrucks können Behandlungen mit Zwiebelschalenbrühe oder mit Weißdorn-Beeren-Brühe beitragen. Letztere wird nach der folgenden Rezeptur hergestellt: Nehmen Sie eine Handvoll getrockneter Beeren, gießen sie mit kochendem Wasser auf und lassen sie in einer Thermoskanne über Nacht stehen. An einem Tag wird nach und nach die gesamte Brühe ausgetrunken. Das wird einige Tage wiederholt. Nach einer Pause beginnen Sie die Behandlung erneut.

Im ersten und zweiten Stadium der Hypertonie können Sie Immergrün zur Senkung des Blutdrucks verwenden. Der Aufguss wird auch bei zerebralen Vasospasmen (krampfhafte Verengung von Arterien des Gehirns), Herzrasen und Nervosität eingesetzt. Allerdings ist diese Pflanze giftig und erfordert eine sorgfältige Handhabung. Der Immergrünaufguss wird nach folgendem Rezept zubereitet: 1 EL zerkleinerter Blätter werden in ein Glas gegeben und mit 200 ml kochendem Wasser aufgegossen. Deckel schließen und in einem Wasserbad (in einem Topf mit kochendem Wasser) aufwärmen, etwa 15 Minuten. Dann die Flüssigkeit abseihen und dreimal täglich vor den Mahlzeiten je 1/3 Tasse trinken.

Eine Senkung des Blutdrucks und des Cholesterinspiegels im Blut sowie eine Verringerung der Ablagerungen in den Gefäßwänden bewirkt auch die Wurzel der Dioscoréa (Yamswurzel). Es wurde außerdem festgestellt, dass die Tinktur das Herz aktiviert, Anfälle von Herzenge verhindert und stoppt, den koronaren Blutfluss im Herzen verbessert, die Herzfrequenz verlangsamt, Herzrasen verringert und die peripheren Gefäße erweitert. Die Anwendung der Yams-Wurzel ist auch bei zerebraler Arteriosklerose angezeigt: Sie lindert Kopfschmerzen und Tinnitus, Müdigkeit und Reizbarkeit, in einigen Fällen verbessert sie das Gedächtnis und das Sehvermögen und heilt Katarakte. Kontraindikationen für die Verwendung dieses Mittels sind nicht bekannt.

Ein solches Arzneimittel hat mein Interesse geweckt. Ich rief die Hotline der „Phytopharm" und in Moskauer Apotheken an. Es stellte sich heraus, dass das Mittel in den Datenbanken nicht vorhanden ist. Daher kann dieses Heilmittel nur zu Hause zubereitet werden.

Hier das Rezept für eine Yamswurzeltinktur: 120 g Wurzeln mit 1 l Wodka aufgießen, zehn Tage stehen lassen, gelegentlich schütteln, dann abseihen. Nehmen Sie einen Teelöffel dreimal täglich nach den Mahlzeiten. Die Behandlung erfolgt einen Monat lang, danach kann sie mit wöchentlichen Abständen dazwischen zwei- bis dreimal wiederholt werden.

In einigen Fällen können, wenn man keinen Zugang zu Arzneimitteln hat, auch andere Mittel angewendet werden. Zum Beispiel legen Patienten heiße Kompressen auf den Nacken und die Waden – und auf die Stirn eine kalte Kompresse. Manche Heiler empfehlen für den Abfluss des Blutes aus dem Kopf und zur

Linderung von Kopfschmerzen bei Bluthochdruck, sich selbst stark auf das Gesäß zu klopfen.

Und natürlich sind für die Normalisierung des Blutdrucks regelmäßige Spaziergänge im Wald oder in einem Park förderlich, für eine bis anderthalb Stunden am Tag, Schwimmen, mindestens zweimal pro Woche, und Tanzen, wobei man langsamen Tänzen den Vorrang geben sollte.

Die letzten Empfehlungen sind übrigens auch bei niedrigem Blutdruck (Hypotonie) hilfreich.

Von pflanzlichen Arzneimitteln ist für die Patienten mit niedrigem Blutdruck die chinesische Beerentraube Schisandra angezeigt, die im Osten von Russland, in China, Korea und Japan wächst. Wie durch klinische Beobachtungen einer großen Gruppe von Patienten gezeigt, wurden ausdrücklich positive Veränderungen beobachtet, nachdem ihnen für einen Monat vor dem Frühstück und Abendessen 25 bis 30 Tropfen des alkoholischen Extrakts der Schisandrafrucht, mit 70 % Alkohol zubereitet, aus reifen Früchten und getrocknetem Zitronengras gekocht, im Verhältnis 1:3 verabreicht wurden. Bei einer überwiegenden Zahl der Patienten erhöhte sich der maximale Blutdruck, der Zustand der Lethargie und Schläfrigkeit linderte sich, die körperliche und geistige Leistungsfähigkeit sowie der Appetit stiegen. Gegenanzeigen für den Einsatz der Tinktur der Schisandra sind: Zustand hoher Erregung des Patienten, Bluthochdruck, erhöhter Hirndruck, Epilepsie (Toxoplasmose).

In vielen Fällen hilft eine Tinktur aus Früchten der Rosskastanie. Außerdem reduziert sie die Blutviskosität und fördert damit den Abfluss des venösen Blutes, verbessert die Elastizität der Blutgefäße und erhöht die Durchlässigkeit der Kapillaren. Die

Tinktur der Rosskastanie wird wie folgt zubereitet: 50 g Kastanien werden fein gemahlen, mit 500 ml Wodka aufgegossen, fest verschlossen und für einen Monat in einen dunklen Schrank gestellt. Dabei sollte die Tinktur gelegentlich geschüttelt werden. Danach durchseihen. 20 bis 30 Tropfen auf 50 bis 70 ml Wasser dreimal pro Tag eine Stunde vor den Mahlzeiten einnehmen. Dauer der Behandlung – einen Monat. Während der Behandlung sollte auf Rauchen, alkoholische Getränke und zu scharfes Essen verzichtet werden.

Übrigens haben Kastanien ein breites Wirkungsspektrum: Sie werden auch bei Herz- und Gefäßerkrankungen, Arteriosklerose und Nebenhöhlenproblemen, Krampfadern, Hämorrhoiden und anderen Leiden verwendet. Generell sollte man jedoch mit Kastanie vorsichtig umgehen, den Allgemeinzustand des Körpers beobachten und bei Unstimmigkeiten die Einnahme abbrechen. Wichtig ist es, immer den Gesamtorganismus zu sehen und zu behandeln.

Nebenbei bemerkt, mir haben einmal Jodtropfen geholfen, das Blut flüssiger zu machen und Schmerzen in den Muskeln zu lindern, als es mir schwerfiel, mich zu bücken, mich auf den Stuhl zu setzen und aufzustehen. Ich nahm einige Tropfen fünfprozentiges Jod, in Milch aufgelöst. Allerdings ist Jod nicht das einzige Mittel, um den Zustand des Blutes zu verbessern.

Zur Verbesserung der Hirndurchblutung empfehlen Heiler zum Beispiel, einen Aufguss von trockenem Schöllkraut zu trinken. Dazu nehmen Sie 1 TL getrocknetes Schöllkraut auf 1 Glas kochendes Wasser, lassen Sie es ziehen und trinken sie es mit Zucker oder Honig. Dauer der Behandlung – drei Wochen.

Eine gute Wirkung auf die Blutgefäße hat auch Hagedorntee oder eine Tinktur mit Sumpffingerkraut (Potentilla palustris), beide fördern die Reinigung der Blutgefäße – wie auch ein Aufguss von Dillsamen mit Zugabe von Baldrianwurzel und Honig.

Bei der Heilung der Gefäßsklerose des Gehirns und Verbesserung des Gedächtnisses hat sich auch ein Absud der Ebereschenrinde bewährt. Er wird wie folgt hergestellt: 200 g Rinde werden in einen Emailletopf gelegt, 1 l Wasser dazugegossen und bei schwacher Hitze zwei Stunden gekocht. Nehmen Sie 1 EL vor den Mahlzeiten dreimal am Tag. Die Behandlungsdauer beträgt einen Monat.

Zur Vorbeugung von Schlaganfällen wird auch ein Getränk aus Apfelessig und Honig verwendet. Dafür geben Sie in ein Glas frisch aufgekochten Wassers 1 bis 2 TL sechsprozentigen Apfelessig und 1 TL Honig, rühren die Flüssigkeit gut um und trinken sie nach und nach im Verlauf des Tages. Sie können dieses Getränk einen Monat lang nehmen, dann eine Pause machen und wieder einen Monat trinken.

Es ist ein Fall der Selbstmedikation bekannt, wo einem Patienten frische Landluft und Eier von gesunden Hühnern halfen, sich nach einem Schlaganfall zu erholen. Er trank jeden Morgen auf nüchternen Magen und jeden Abend ein rohes Ei. Schon nach einem Monat begann der Patient sich wohlzufühlen und fing an zu laufen. Das Sprachvermögen und das Gedächtnis wurden fast komplett wiederhergestellt und er nahm zu. In gewisser Weise erinnert mich dieses Beispiel an die Immunstimulation durch Injektion lebender Materie von Hühnereiern bei Toxoplasmose, wenn das Gehirn durch den Gehirnparasiten Toxoplasma betroffen ist. Offenbar haben hier, in der Behandlung dieses Mannes nach Schlaganfall die frischen Eier zwei Funktionen erfüllt: Sie spielten die Rolle des Immunstimulans und gleichzeitig versorgten sie den Körper mit lebenswichtigen Nährstoffen.

Patienten nach Schlaganfall helfen auch Brühen von Tannennadeln oder Kiefern nach folgendem Rezept: frische grüne Nadeln fein hacken und mit kaltem Wasser bedecken, im Verhältnis 2 EL gehackte Tannennadeln auf 250 ml reines Wasser auf den Herd stellen und zum Kochen bringen. Dann wie Tee ziehen lassen und abseihen. Danach geben Sie den Saft einer halben Zitrone hinein und trinken das Getränk in kleinen Schlucken zweimal täglich, morgens auf leeren Magen und abends eine halbe Stunde vor dem Abendessen. Einen Monat später können Sie zur Behandlung mit einem Mistelaufguss übergehen.

Bereiten Sie den Aufguss im Verhältnis 1 TL Mistelzweig auf 1 Glas kochendes Wasser. Eine Weile ziehen lassen und in kleinen Schlucken trinken. In den ersten drei Wochen trank der Patient drei Gläser pro Tag, jeweils vor den Mahlzeiten, in den nächsten drei Wochen 2 Glas, dann für die nächsten drei Wochen 1 Glas am Tag. Einen Monat nach Beginn der Behandlung mit diesem Mistelgetränk begann der Patient zu sprechen, stotterte nur noch ein wenig. Sein gelähmtes Bein bewegte sich bald und der Arm funktionierte auch wieder, nur das Empfinden der Finger der rechten Hand wurde nicht wiederhergestellt.

Blutarmut – was ist das Gefährliche daran?

Eine der weitverbreiteten Erkrankungen des Blutes ist die Blutarmut (Anämie). Von Blutarmut spricht man bei einer

Senkung des Hämoglobinwertes im Blut. Hämoglobin ist in den Erythrozyten (rote Blutkörperchen) enthalten. Es ist eine Substanz, die leicht eine Verbindung mit Sauerstoff eingeht und es von der Lunge zu allen Geweben und Organen trägt. Hämoglobin ist also der Sauerstoffträger in unserem Körper.

Die Ursachen für Anämie sind vielfältig. Sie kann als Folge akuten oder chronischen Blutverlustes auftreten, durch die erhöhte Zerstörung roter Blutkörperchen, aufgrund einer Dysfunktion des Knochenmarks. Anämie kann sich auch nach einigen infektiösen und parasitären Krankheiten entwickeln. Am weitesten ist Anämie in Verbindung mit Eisenmangel verbreitet.

Zu dieser Auflistung von Gründen der Blutarmut, die eher allgemeiner Art sind, möchte ich als Autorin des Buches noch eine Reihe von Gründen aufzeigen, die sehr spezifisch sind. Beispielsweise können als Ursache der Anämie auch Bakterien und Blutparasiten auftreten, die die roten Blutzellen direkt angreifen und zerstören. Zu ersteren zählen beispielsweise hämolytische Streptokokken. Ihre Kolonien kreisen schnell auf der konkaven Oberfläche der roten Blutkörperchen, entnehmen Teilchen davon, was schließlich zu Hohlräumen in den Erythrozyten führt. Nachdem sie auf diese Art einige Blutzellen „ausplündern", ziehen Streptokokken weiter und greifen neue Opfer an. Dieser Zerstörungsprozess kann bei der Untersuchung von lebenden Blutpräparaten mithilfe eines Dunkelfeldmikroskops gut beobachtet werden. Darüber hinaus leiden die roten Blutzellen auch unter den Trichomonaden im Blut und unter den sogenannten Thrombozyten, die in Wirklichkeit Nachkommen von Trichomonaden sind, denn sie entstehen als Ergebnis der Granulierung amöboider Formen dieser parasitären Flagellaten in kleine Teilchen. Trichomonaden und ihre noch aggressiveren Ableger, die von Hämatologen aus irgendeinem Grund für harmlose Blutplättchen gehalten werden, greifen rote Blutkörperchen an

– in der Regel an den Enden – und zersetzen sie mit ihren Giften, die aus ihren röhrenförmigen Geißeln (Pseudopodien) kommen.

Mehr noch, zusätzlich zu diesen äußeren Feinden werden Erythrozyten auch von innen durch solche Endoparasiten wie Pilze (zum Beispiel Candida-Pilze) zerstört. Doch diese Pilze bleiben von den Hämatologen unbeachtet, obwohl die Experten in ihren „Blutatlanten" verschiedene Arten von pathologischen Formveränderungen der roten Blutkörperchen vermerken, die sogenannte Poikilozytose. Nun, ich habe festgestellt, dass tränenförmige Erythrozyten und Akanthozyten, die bis zu zwölf Stacheln haben, Opfer von Candida-Pilzen sind. Auch Echinozyten, auf deren Oberfläche sich 30 bis 50 kleine Stacheln gebildet haben, sind Opfer von Pilzen geworden. Diese Pilze sind meist Parasiten innerhalb der roten Blutzellen und erschöpfen sie von innen, sodass die roten Blutzellen ihre Farbe von rot bis rosa oder sogar gelblich wechseln können – das ist im Phasenkontrastmikroskop deutlich sichtbar. All das ist von mir mit Kameramikroskopen dokumentiert worden. Es stellt sich die Frage: Wie soll man Erythrozyten von den Endoparasiten befreien? Das ist nicht ganz einfach! Ich arbeite daran und versuche, dieses Problem zu lösen.

Die Schulmedizin konstatiert, dass eine durch Eisenmangel verursachte Anämie bei Jugendlichen und bei Schwangeren häufig vorkommt. Eine seiner gefährlichen Erscheinungsformen ist, wenn eine Person plötzlich in Ohnmacht fällt. Wissenschaftler schätzen, dass 600 Millionen Menschen auf der Welt an Anämie aufgrund von Eisenmangel leiden. Eisenmangel führt zu solchen Beschwerden wie Müdigkeit und Lethargie, Anämie, Blässe, verminderte Widerstandsfähigkeit gegenüber Infektionen und reduzierte Herzfrequenz bei Spannung, Senkung der geistigen Fähigkeiten und des Erlernens neuer Wissensgebiete. Dem Gehirn fehlen Sauerstoff und Nährstoffe. Ein Mensch, der an Eisenmangel leidet, ist meist apathisch, lethargisch, blass, reizbar, hat häufige Stimmungsschwankungen, ist leicht kurzatmig. Die Haut ist trocken und verliert an Elastizität, die Nägel sind brüchig, er hat Haarausfall. Bei einer solchen Person ist der Hämoglobinwert im Blut unterhalb der Norm, da Eisen ein wesentlicher Bestandteil des Hämoglobins ist. Eisen ist ein Bestandteil von Enzymen und Proteinen, liefert Energie für die Muskeln bei anstrengender Arbeit, und ist an vielen anderen Körperfunktionen wie Blutproduktion, Gewebeatmung, Redoxreaktionen und immunbiologischen Reaktionen beteiligt.

Einige Heilkundige glauben, dass Anämie durch falsche Ernährung entsteht, und dass diese Krankheit in letzter Zeit durch Engagement für vegetarische Ernährung, einseitige Diäten oder durch Bemühungen zur Gewichtsabnahme zunimmt. In Milchprodukten und Brot ist Eisen nur in geringen Mengen vorhanden. Einen hohen Eisenanteil haben Blutwurst, Kalbs- und Schweineleber, Austern, Miesmuscheln, Eigelb, Weizenkleie, Hirseflocken, getrocknete Sojabohnen, Tofu, Mandeln und getrocknete Aprikosen.

Die Einnahme von Eisenpräparaten ist für Frauen in der prämenstruellen Phase ratsam aufgrund des bevorstehenden Blutverlusts während der Menstruation, vor allem wenn die Blutung stark und langandauernd ist, sowie für schwangere Frauen, die dieses Spurenelement mit der Einnahme nicht nur sich selbst, sondern auch einem sich entwickelnden Fötus zuteilwerden lassen. Die Eiseneinnahme ist auch für folgende Menschen empfehlenswert: ältere Männer, Kinder im Alter von zwei Monaten bis zu einem Jahr, Schülerinnen und Schüler zur Steigerung der Lernfähigkeit, Vegetarier sowie Menschen, die einen erheblichen Blutverlust erlitten haben oder große körperliche Anstrengungen leisten. Leider beschränken sich heute viele junge Frauen beim Essen, um schlank zu bleiben, und manche gehen dabei so weit, dass dies katastrophale Folgen für ihre Gesundheit haben kann.

Was das Spurenelement Eisen angeht, so wird die Versorgung damit nicht nur durch einen erhöhten Verzehr von eisenhaltigen

Produkten gewährleistet, sondern auch durch die Verbesserung der Aufnahmefähigkeit durch den Körper. Zum Beispiel verbessern Vitamin C und Kalzium die Eisenaufnahme. Im Gegenteil beeinträchtigen Milch, Käse, Tee und Kaffee, die Eisenaufnahme durch den Körper. Solche Faktoren wie eine Erkrankung an Pankreatitis, die Einnahme von Vitamin E, von Zink in hohen Dosen, zum Beispiel in Lebensmitteln wie Kürbiskernen und anderen Samen erschweren ebenfalls die Eisenaufnahme.

Bei Rauchern erhöht sich der Eisenbedarf um 20 bis 25 %. Bei jungen Menschen, die mit dem Rauchen beginnen, verschlechtert sich das Gedächtnis, die Leistungen in der Schule lassen nach.

Und noch etwas: Eisen kann die Wirkung einiger Antibiotika, wie zum Beispiel Tetracyclin, reduzieren. Darüber hinaus kann ein Zuviel an Eisen im Körper auch mit negativen Folgen behaftet sein. Dazu gehören Leberschäden, Impotenz, ein erhöhtes Risiko für Herzerkrankungen, Diabetes, Krebs und sogar Koma. Zu den Symptomen eines Eisenüberschusses im Körper zählen Ärzte Schwäche, Blässe, blaue Lippen und Nägel, Atemnot, Übelkeit und Durchfall mit Blut.

Dabei glaube ich als Autorin dieses Buches, dass überschüssiges Eisen seine negativen Auswirkungen auf den Menschen nicht immer direkt ausübt, sondern häufig indirekt, beispielsweise durch Invasion, weil Parasiten dieses Spurenelement benötigen. Diese „mästen" sich daran, werden aktiviert und konsolidiert und verursachen infolgedessen die oben genannten Krankheiten mit den entsprechenden Symptomen. Selbst wenn Sie an Eisenmangel leiden, ist Vorsicht bei der Eiseneinnahme geboten, insbesondere im Fall von Herzkrankheiten, Hepatitis, Nierensteinleiden, rheumatische Arthritis, Darmerkrankungen, Alkoholismus sowie während der Schwangerschaft.

Volksmittel zur Reinigung und Widerherstellung des Blutes

Hafer oder Gerste mit Schale im Verhältnis 1 EL pro 1 1/2 Tassen Wasser zum Kochen bringen und bei schwacher Hitze köcheln lassen, bis 1/3 des Ausgangsvolumens der Flüssigkeit siedet. Pro Tag nehmen Sie 3 bis 4 Tassen Brühe heiß mit 2 Stück Zucker pro Tasse. Gleichzeitig verzichten Sie auf andere Getränke wie Tee, Kaffee, Bier oder Alkohol.

Frische oder getrocknete Wurzeln der Brennnessel in kleine Stücke schneiden, in eine 500-ml-Flasche schütten und mit Wodka aufgießen. Lassen Sie die Mixtur an einem dunklen und warmen Ort ziehen. Nehmen Sie 10 Tropfen der Tinktur in 1 EL Wasser eine Stunde vor den Mahlzeiten dreimal am Tag ein.

Kochen Sie 500 ml Milch und nehmen Sie sie vom Feuer. Nach 15 Minuten geben Sie 5 Stück Zucker hinein, gut mischen und etwas abkühlen lassen, sie soll noch warm sein. Dann gießen Sie unter Rühren den Saft einer halben Zitrone dazu. Sobald die Milch geronnen ist, trinken Sie sie auf nüchternen Magen. Dauer der Behandlung – 40 Tage. Dabei verringern sich Tumore, Furunkel verheilen, die Sehkraft bessert sich.

Nehmen Sie 1 EL zerkleinerte Wegerichblätter und gießen 1 Tasse kochendes Wasser dazu. Zudecken und anderthalb Stunden ziehen lassen. Einnahme kalt, 1 EL pro Stunde, einen Monat lang.

100 g Wegerichblätter, vor der Blüte geerntet, fein hacken und 100 g Dill, ebenfalls vor der Blüte geerntet. Mischen Sie diese Pflanzen gut durch und füllen Sie die Mischung in einen anderen

Behälter, zählen Sie dabei, wie viele Esslöffel der Mischung Sie vorbereitet haben. Dann füllen Sie diese Mischung mit kochendem Wasser im Verhältnis 1 Tasse Wasser auf 1 EL der Mischung und lassen es für anderhalb Stunden stehen. Nehmen Sie 1 EL pro Stunde, vier Wochen lang.

Nach einer Operation sinkt der Hämoglobinwert erheblich. In diesem Fall kann bei einigen Patienten ein altes Volksheilmittel helfen, das nach folgender Rezeptur hergestellt wird: Mischen Sie 1 Glas Rübensaft und 1 Glas Cranberrysaft und fügen Sie 1/2 Tasse Honig hinzu. Gut umrühren. Nehmen Sie 1 EL dreimal täglich vor den Mahlzeiten, bis die therapeutische Mischung verbraucht ist.

Zur Verbesserung der Hirndurchblutung empfehlen Volksheiler beispielsweise einen Tee aus Warzenkraut. Dafür nehmen Sie 1 TL trockenes Kraut auf 1 Glas kochendes Wasser, lassen es ziehen und trinken es dann mit Zucker oder Honig drei Wochen lang.

Eine gute Wirkung auf die Gefäße hat auch ein Weißdornaufguss, ebenso ein Aufguss aus Dillsamen mit Zugabe von Baldrianwurzeln und Honig.

Eine Brühe aus Ebereschenrinde zeigt eine gute Wirkung bei Sklerose der Hirngefäße und verbessert die Gedächtnisleistung. Sie wird wie folgt zubereitet: 200 g Rinde werden in 1 l Wasser in einem emaillierten Topf gekocht, zwei Stunden auf kleiner Flamme. Die Brühe wird dreimal täglich eingenommen, je 1 EL voll vor dem Essen. Dauer der Einnahme – einen Monat.

Zur Vorbeugung von Schlaganfällen ist auch ein Getränk hilfreich, das aus Apfelessig und Honig zubereitet wird. Dafür fügen Sie 1 Glas mit aufgekochtem Wasser 6 % Apfelessig und 1 TL Honig bei, rühren gut um und trinken die Flüssigkeit im Laufe des Tages. Dauer der Einnahme – einen Monat. Es kann nach einer Pause ein weiterer Behandlungszyklus erfolgen.

Am Ende dieses Kapitels möchte ich Sie daran erinnern, dass die Reinigung und Erneuerung des Blutes vorzugsweise als letzte Etappe einer umfassenden Reinigung aller Organe oder wenigstens nach der Reinigung aller Teile des Darms von Parasiten und der Leber von Giftstoffen durchgeführt werden sollte. Dann wird auch das Hauptlabor des Körpers – die Leber – aktiv zur Reinigung des Blutes beitragen und toxische Stoffwechselprodukte, die in der Regel durch Parasiten im Verdauungstrakt ausgeschieden werden, werden jetzt den Blutstrom kaum noch verschmutzen und versäuern.

Und noch etwas: Ihnen wurden eine Vielzahl von Methoden der Volksheilkunde zur Reinigung des Blutes und der Blutgefäße sowie zur Erneuerung des Herz-Kreislauf-Systems vorgestellt. Aber nicht für alle und jeden passt jedes Mittel. Sie sollten deshalb nach Möglichkeit eine Fachkraft finden, ob nun Naturheilarzt oder Heilpraktiker, die Sie bei diesem Prozess begleitet. Sollten Sie sich doch für eine Selbstbehandlung entscheiden, dann testen Sie jedes Mittel vorsichtig und beobachten genau, ob es Ihnen guttut.

Den Begriff „Heilpraktiker" habe ich in Deutschland kennengelernt, als ich dort 2003-2004 auf Vortragsreisen war. Bei uns gibt es weder diesen Beruf noch eine dementsprechende Ausbildung. Dennoch behandeln Menschen, die die Gabe des Heilens haben, auf den verschiedenen Gebieten, viele von ihnen mit sehr gutem Erfolg.

Das Herz ist ein Muskel

In einem Lied heißt es, das Herz sei ein „flammender Motor". Andere nennen es eine Pumpe, doch genau gesagt ist das Herz ein Muskel, der das Blut in das größte Blutgefäß pumpt, die Aorta. Diese sorgt mit den wellenartigen Bewegungen ihrer Gefäßwände dafür, dass das Blut zu allen Organen und Geweben des Körpers gelangt. Um eine Vorstellung davon zu bekommen, wie groß Ihr Herz ist, brauchen Sie nur Ihre Hand zu einer Faust zu ballen – das ist die ungefähre Größe Ihres Herzens. Es ist schon erstaunlich, welche riesigen Mengen an Blut dieses relativ kleine Organ ununterbrochen durch den Körper pumpt. Für seine Arbeit benötigt das Herz allerdings Sauerstoff, der ihm durch den Blutfluss zugeführt wird. So wird deutlich, dass die Ernährung des Herzmuskels vom Zustand der Blutgefäße abhängig ist. Wenn die Gefäße innen von arteriosklerotischen Plaques bedeckt und so verengt werden, kann das zur Senkung der Sauerstoffzufuhr führen. Auch alle unsere Muskeln unterstützen die Tätigkeit des Herzmuskels. Vom Zustand der Muskeln ist auch der Zustand unserer „Pumpe" abhängig: Je weniger die Muskeln trainiert sind, desto größer ist die Belastung für das Herz. Dabei sind aber auch Überlastungen physischer und emotionaler Art für das angegriffene Herz schädlich.

Bei einer Verengung der Blutgefäße, die ohne Symptome verläuft, kann ein Augenblick akuten Sauerstoffmangels auftreten. Das ist der Anfall, begleitet von einem drückenden Schmerz im Brustkorb mit Ausstrahlung in die linke Schulter und den Arm. Dabei werden außerdem registriert: Verspannung, Schwere sowie ein Brennen oder Drücken hinter dem Brustbein. Es können auch Atemnot und Herzklopfen auftreten. Es ist bekannt, dass jeder Mensch eigene Empfindungen und Symptome der Herzkrankheit haben kann.

Vorbeugen und heilen von Herzkrankheiten

Wie es scheint, war die Empfehlung, gleich nach dem Aufstehen intensive gymnastische Übungen zu machen, ein allgemeiner Irrtum oder eine Modeerscheinung. Heutzutage hört man den Aufruf zur Morgengymnastik weder im Radio noch im Fernsehen. Im Gegenteil, es wird von Fachleuten empfohlen: „Wenn Sie morgens aufstehen, sollten Sie das Herz nicht gleich starken Belastungen aussetzen. Eine Dusche mit anschließendem Abreiben des Körpers tut gut oder eine Selbstmassage, leichtes Joggen." Danach können Sie sicher sein, dass alle Muskeln und der Kreislauf wach geworden sind.

Wenn Sie während des Tages wenig Bewegung haben, wäre es hilfreich, hin und wieder einige körperliche Übungen zu machen. Oder wenigstens nur auf dem Stuhl sitzend gelegentlich die Zehen zu bewegen, so dass sie in verschiedene Richtungen zeigen. Oder ziehen Sie mehrmals hintereinander den Beckenbodenmuskel zusammen – das verhindert die Stagnation des Blutes. Bewegen Sie die Bauchmuskulatur, ein Wechsel zwischen Kontraktion und Entspannung, aber nur auf nüchternen Magen. Ballen Sie die Hände zu Fäusten zusammen und strecken Sie die Finger danach wieder weit auseinander, bewegen Sie die Muskeln in Schultern und Oberarmen. Machen Sie von Zeit zu Zeit auch Übungen für die Wirbelsäule, aber überlasten Sie sie nicht, um Verletzungen zu vermeiden.

Zwei Minuten Bewegung mitten im Alltag bringen Ihren Kreislauf wieder in Schwung und machen Sie nebenbei auch noch leistungsfähiger.

Um Herzkrankheiten vorzubeugen kann zum Beispiel auch die tägliche Massage des kleinen Fingers angewandt werden. Darüber hinaus wird man dank dieser Massage ruhiger und kann besser mit Stress umgehen.

Wie schon erwähnt, spielt die Ernährung bei Herz-Kreislauf-Problemen eine wichtige Rolle. So ist bereits seit Längerem bekannt, dass Eskimos und Japaner, deren Speiseplan diverse Fischgerichte enthält, selten an Herzkrankheiten leiden. Aber was ist das Gesunde am Fisch? Man vermutet, dass es die darin enthaltenen Fettsäuren sind. Letztere sind auch in Geflügel, Blattgemüse, Nüssen, Avocados, Sojabohnen, Olivenöl und anderen Produkten enthalten. Um das Herz gesund zu erhalten, braucht der Körper die Vitamine C und E sowie das Spurenelement Magnesium.

Man sollte keine dieser Tabletten zum Abnehmen verwenden, sie helfen auf Dauer nicht und haben zu starke Nebenwirkungen. Auch einseitige Diäten sollten vermieden werden. Begrenzen Sie die Aufnahme von Salz, gesüßten Flüssigkeiten, tierischen Fetten, Sahne, Pilzen, Torten oder Milchspeiseeis. Stattdessen empfiehlt es sich, mehr Obst und Gemüse zu essen, Vollkornbrot sowie Fisch, Magerquark, gedämpftes Fleisch, besser Geflügelfleisch, trockenen Rotwein, Preiselbeeren und Hagebutten als auch Produkte, die Kalium enthalten. Dazu gehören Soja, Auberginen, Fenchel, grüne Bohnen, Kohl, Kartoffeln, Schwarze Johannisbeeren, getrocknete Pflaumen und Aprikosen, Pfirsiche, Rosinen und andere. Kartoffelschalen haben einen hohen Kaliumgehalt. Frisch geerntete Kartoffeln, im Ofen gebacken, sollten mit Schale gegessen werden. Oder kochen Sie die Schale frischer Kartoffeln und trinken Sie die Brühe. Doch dabei sollten auf keinen Fall die Triebe bereits sprießender Kartoffeln verwendet werden, denn sie enthalten Solanin, eine leicht giftige Substanz.

Bei der Behandlung von Herzmuskelschwäche ist es auch notwendig, die Versorgung mit Vitamin D, die in der Regel stark reduziert ist, zu überwachen. Um dem Mangel an diesem Vitamin vorzubeugen, sollte man sich häufig draußen aufhalten, denn unter dem Einfluss von Sonnenlicht kann unser Körper es selbst herstellen. Außerdem sollten solche Lebensmittel wie Leber, Fisch,

Lebertran und Heilbutt, Butter, Sahne oder Eier verstärkt auf dem Speiseplan stehen. Bei einem Mangel an Vitamin D verringert sich die Aktivität des Herzmuskels, die Entwicklung von Arteriosklerose der Herzgefäße wird beschleunigt. Zitrone und Honig bringen auch gute Ergebnisse bei der Behandlung von Herz- und Gefäßkrankheiten. Hier sind einige der Rezepte, die von unseren Heilern verwendet werden.

Zur Erhaltung der Jugend wird empfohlen, einmal täglich (morgens auf nüchternen Magen) eine Mischung aus 1 TL Zitronensaft, 1 TL leicht erwärmten oder flüssigen Honigs und 1 EL Pflanzenöl zu trinken.

Um die Gefäße zu stärken und zu reinigen sowie zur Vorbeugung von Angina pectoris, Herzinfarkt und Schlaganfall wird empfohlen, das folgende Rezept zu verwenden: Nehmen Sie zwei Zitronen und zwei Orangen, schneiden Sie sie in Stücke, entfernen Sie die Kerne und zerkleinern Sie das Ganze im Fleischwolf oder in einer Saftpresse. Die so entstandene Masse wird mit 2 EL Honig gemischt und für 24 Stunden in einem Glasbehälter bei Raumtemperatur in einen dunklen Schrank gestellt. Danach wird sie im Kühlschrank aufbewahrt. Täglich werden davon 2 bis 3 TL 30 Minuten vor dem Essen eingenommen. Dauer der Einnahme – ein Monat, danach folgen zwei Wochen Pause, wonach Sie die Behandlung wiederholen können.

Hilfreich gegen Sklerose ist auch, einmal täglich vor dem Schlafengehen die Mischung aus 3/4 Tasse kochendem Wasser, 1 TL Honig und dem Saft einer 1/2 gepressten Zitrone zu trinken.
Stärkend für den gesamten Körper und insbesondere für das Herz ist die folgende Empfehlung: Ein halbes Pfund gehackte, unbehandelte Zitronen, ohne Kerne, mischen Sie mit 80 g Honig.

Nehmen Sie morgens und abends eine halbe Stunde vor den Mahlzeiten 1 EL dieser heilsamen Mischung.

Generell ist bei Herzkrankheit der Einsatz von Blütenhonig hilfreich. Auch das Kauen einer Zitronenschale, die ja reich an ätherischen Ölen ist, verbessert die Funktionsweise eines schwachen Herzens.

Bei Herzerkrankungen nützlich ist auch eine Weißdornbrühe, hergestellt nach folgender Rezeptur: Kochen Sie die Beeren (sie sollten vorher zerdrückt werden) und verwenden Sie sie als Tee. Die Farbe sollte wie bei schwachem Tee sein. Er kann mit Zucker oder Honig getrunken werden.

Bei Herzrasen kann das folgende einfache Verfahren angewendet werden: ein heißes Fußbad, wobei gleichzeitig eine kalte Kompresse auf die Herzgegend gelegt wird.

Zur Normalisierung der Herztätigkeit hilft das folgende Rezept: eine Handvoll Dornbuschblüten mit 500 ml kochendem Wasser übergießen und für eine halbe bis eine Stunde stehen lassen. Dann durchseihen. Nehmen Sie 1 EL dreimal am Tag eine halbe Stunde vor den Mahlzeiten. Dauer der Behandlung: einen Monat.

Bei Herzstichen hilft einigen Patienten folgendes Mittel: Nehmen Sie 5 bis 6 Zitronen, schneiden Sie diese und entfernen Sie die Kerne. Reiben Sie die Zitrone oder geben Sie sie mit Schale durch eine Saftpresse. Die gleiche Menge Honig hinzufügen und mischen. Nehmen Sie 1 EL morgens auf nüchternen Magen und vor dem Schlafengehen.

Bei Herzerkrankungen, die von Atemnot begleitet werden, kann folgende heilende Mischung weiterhelfen: Nehmen Sie den Saft von 5 Zitronen, mischen Sie ihn mit 5 Zehen zerstoßenem Knoblauch und fügen Sie 500 ml Honig hinzu. Lassen Sie die Mischung eine Woche im Kühlschrank ziehen. Nehmen Sie 1 TL morgens auf nüchternen Magen und abends vor dem Schlafengehen.

Ein Anfall von Brustenge beziehungsweise Schmerzen in der Brust kann, wenn im Augenblick keine Möglichkeit besteht, fachmännische Hilfe zu bekommen, durch eine kurze Massage des kleinen Fingers oder durch Druck auf die bioaktiven Punkte der Herzgegend gelindert werden. Zum Beispiel, wenn die Spitze des linken kleinen Fingers für insgesamt ein bis zwei Minuten in gleichmäßigen Intervallen von einer Sekunde massiert wird, indem man auf den Nagel drückt. Dann das Gleiche mit dem rechten kleinen Finger und wieder mit dem linken. Wenn jemand bei einem Schmerzanfall nicht mehr die Kraft für eine Massage hat, kann er mit den Zähnen an der Basis des linken kleinen Fingernagels beißen, um die Schmerzen augenblicklich zu lindern. Aufschluss über Probleme im Herzen kann man anhand von leichten Schmerzen in der Herz-Zone bekommen. Die Herz-Zone ist eine vertikale Linie, die genau in der Mitte der Brust verläuft. Eine Massage dieser Linie durch leichten Druck der Fingerkuppen, Punkt für Punkt und von unten nach oben, hat auch eine therapeutische Wirkung. Andere Patienten haben bei Herzenge gute Erfahrungen gemacht, wenn ihnen Tannenöl auf die Gegend der Herzkranzgefäße gerieben wird: vorne unterhalb der linken Brustwarze und hinten unter dem linken Schulterblatt.

Zur Verbesserung der Herzaktivität wird ein Kräutertee nach folgendem Rezept empfohlen: 1 EL Tausendgüldenkraut in 500 ml kochendes Wasser geben und an einem warmen Ort eine Stunde ziehen lassen. Trinken Sie diesen Aufguss in drei gleichen Teilen, jeweils eine halbe Stunde vor der Mahlzeit. Dauer der Behandlung – zwei bis drei Wochen.

Zur Verbesserung der Herztätigkeit kann Brennnesseltee verwendet werden. Er wird aus 500 ml kochendem Wasser und 5 EL getrockneter und pulverisierter Kräuterbrennnessel, vor der Blüte gesammelt, zubereitet. Kochen Sie die Flüssigkeit fünf Minuten bei niedriger Hitze. Trinken Sie den Tee mit Honig oder Zucker je 100 ml viermal am Tag.

Zur Behandlung von Herzrhythmusstörungen kann vielen Patienten ein leckerer Salat helfen, der nach folgendem Rezept gemacht wird: Sellerie grob reiben, gehackte Petersilie und Dill hinzugeben, leicht salzen und das Ganze mit Mayonnaise anmachen. Essen Sie den Salat eine Stunde vor dem Abendessen.

Bei Herzschmerzen, wenn Validol, Corvalolum und Valokordin einigen Patienten nur vorübergehend eine Linderung verschaffen, können Kürbiskerne ein vollständiger Ersatz werden. Versuchen Sie täglich am Abend ein bis zwei Handvoll Kürbiskerne zu essen, und es ist durchaus möglich, dass Sie bald vergessen, die oben genannten Medikamente zu nehmen.

Bei Ödemen in Verbindung mit Herzmuskelschwäche ist es empfehlenswert, einen Sud aus Schachtelhalm einzunehmen. Gießen Sie dafür 2 EL gehackte Kräuter mit einem Glas kochendem Wasser auf, kochen Sie es eine halbe Stunde bei niedriger Hitze, seihen Sie es ab und nehmen Sie 1/3 Tasse drei- bis viermal täglich eine halbe Stunde nach der Mahlzeit. Bei Herzerkrankungen und Ödemen wird auch empfohlen, ein halbes Glas Kürbissaft pro Tag zu trinken.

Volskmittel gegen Stenokardie

Generell kann man sagen, dass viele Menschen, die an Brustenge leiden, ihre eigenen Methoden entwickelt haben, um sich Linderung zu verschaffen. Manche legen eine kalte Kompresse auf die Magengegend, unter das Herz. Bei Herzrhythmusstörungen kann ein Eisbeutel helfen, der am Hinterkopf angelegt wird. Hier spielt die Einwirkung auf das Mark eine Rolle. Anderen Patienten hilft während der Angina-Attacken ein halbes Glas Cognac mit einem Stück Zucker, und natürlich Ruhe. Es wird auch darauf hingewiesen, dass die Einnahme von 100 bis 150 ml Wein pro Tag (nicht mehr!) vorbeugend gegen Herzinfarkt wirken kann.

Bei Herzschmerzen können Sie folgendes Kräutergetränk anwenden: Sammeln Sie Blätter und Blüten blühender Erdbeere, Johannisbeerblätter während der Blüte, blühende Himbeeren, Zitronenmelisse. Die Blätter werden in einer dünnen Schicht an überdachter Stelle ausgelegt und getrocknet. Schwarz gewordene Blätter sollten entfernt werden, weil sie keine Heilkraft haben. Machen Sie einen Tee aus all diesen Pflanzen, die zu gleichen Teilen verwendet werden.

Viele Fachleute kennen ein weiteres erprobtes Herzmittel, das sehr effektiv ist und auch bei mehreren Jahren der Anwendung keine Nebenwirkungen zeigt. Ich spreche von Cocarboxylase. Die Behandlung: zehn Injektionen, je eine Injektion am Tag. Man sollte die Behandlung zum Ende der Winterzeit und zum Herbstanfang machen, da sie eine gute vorbeugende Maßnahme gegen Herzerkrankungen ist.

Zu den nützlichen Heilkräutern gegen Herzerkrankungen zählen Kräuterkundige und Heiler Brühen und Tees von Kräutern wie blutrotem Weißdorn (Frucht und Blüten), Baldrian (Wurzel), Gelber Steinklee (Gras), Tausendgüldenkraut (Kraut), Zitronenmelisse (Blätter), Mistel (Zweige), Echtes Herzgespann (Zweige), Sumpfruhrkraut (Zweige). An dieser Stelle möchte ich daran erinnern, dass Johanniskraut sich nicht mit Herzmedikamenten und anderen therapeutischen Mitteln verträgt.

Positive Wirkung hat auch eine Kräutermischung von Weißdorn, Herzgespann und Dornbusch, jeweils in gleichen Mengen. Bereiten Sie einen Tee im Verhältnis von 1 EL dieser Mischung auf 1 Tasse kochendes Wasser, lassen Sie ihn dann in einer Thermoskanne zwei Stunden ziehen. Danach durchseihen. Nehmen Sie ein Glas des Kräutertees eine halbe Stunde vor den Mahlzeiten ein. Bewahren Sie den Tee im Kühlschrank auf.

Bei Herzklopfen hilft manchen Patienten eine Brühe aus getrockneten Kräutern der Adonispflanze, und bei Herzfehlern trinkt man regelmäßig eine Zuckerrübenbrühe.

Bei Kurzatmigkeit können Sie 1 EL der Mischung nehmen, die aus 2 zerkleinerten Zitronen, 2 geriebenen Knoblauchzehen und 1 Tasse Honig zubereitet wird – und die Kurzatmigkeit lässt nach.

Ihre Lieblingstiere können auch helfen, einen Herzinfarkt zu verhindern, wenn Sie sich Zeit für diese nehmen und zum Beispiel mit Ihrer Katze oder Ihrem Hund schmusen. Aber es sei daran erinnert, dass Haustiere Ursache verschiedener Infektionen sein können. Daher ist die Einhaltung der Grundregeln der Hygiene im Umgang mit Haustieren unbedingt notwendig: Nach dem Kontakt mit Tieren müssen die Kleider gewechselt und gründlich die Hände gewaschen werden.

Zur Vorbeugung der Stenokardie empfehlen manche Ärzte eine Diät, die die Einschränkung von Fetten und Salz in der Nahrung vorsieht. Bei Einhaltung bestimmter Diäten kann der Blutdruck und der Cholesterinanteil im Blut gesenkt und das Körpergewicht reduziert werden. Außerdem können gemäßigte sportliche Betätigung oder spezielle gymnastische Übungen, von einem Spezialisten zusammengestellt, den Herzmuskel stärken und das Herz bei einer effizienteren Sauerstoffverwertung unterstützen. Sehr wichtig ist es auch, mit dem Rauchen aufzuhören. Dies tut man am besten nicht allein mit Willenskraft, sondern zusätzlich unter Verwendung einer Haferbrühe aus grünem oder reifem Hafer der letzten Ernte. Dafür sollte man am Abend ein ca. 1 l großes Gefäß voll Hafer in einem 3-Liter-Topf mit Wasser einweichen. Morgens den Hafer auf kleiner Flamme 40 Minuten langsam kochen und danach durchseihen. Parallel dazu wird morgens eine genauso große Portion Hafer eingeweicht, um abends eine frische Brühe daraus zu bereiten. Die Brühe für den Morgen trinken Sie zum Teil vor dem Frühstück auf nüchternen Magen, den Rest über den Tag verteilt. Dabei werden alle anderen Getränke durch die Haferbrühe ersetzt. Sobald Sie den Impuls zu rauchen verspüren, trinken Sie etwas Brühe. Hafer reinigt nicht nur den Körper von Giften, er schwächt beziehungsweise verhindert auch den Wunsch, zu rauchen.

Zur Senkung des Cholesterinspiegels und Heilung von Herzschwäche tragen folgende natürliche Produkte und Verfahren bei, die zu Hause angewandt werden können:

Knoblauch reduziert bei regelmäßigem Verzehr den Cholesterinspiegel.

Bei milderen Formen der chronischen Herzmuskelschwäche empfehlen Kräuterkundige die Anwendung von Wasserextrakten aus Pflanzen wie Maiglöckchen (die aber in der „Roten Liste" als gefährdete Pflanzen aufgeführt sind), Adonis, Herzgespann, Pfefferminze (laut einiger Quellen wird Minze und Johanniskraut Männern nicht empfohlen). Frauen aber können Minztee verwenden, wobei er 20 Minuten ziehen sollte. Nehmen Sie ihn in der Früh auf nüchternen Magen zu sich – eine halbe Stunde vor dem Frühstück.

Aktivkohle wirkt sich ebenfalls cholesterinsenkend aus. Hier ist es ratsam, zu Pulver zerkleinerte Birkenkohle zu verwenden. Die Dosis: 1 TL pro 100 ml reinem Wasser. Das Getränk wird dreimal täglich nach den Mahlzeiten eingenommen. Die Dauer der Reinigung: zwei Wochen. Es ist wünschenswert, zwei solcher Behandlungskurse pro Jahr zu machen. Aktivkohle reinigt nicht nur den Körper von Cholesterin, sondern auch von anderen Toxinen, entfernt Radionuklide und Karzinogene. Sie hilft bei Gasbildung und fördert die Gewichtsabnahme bei Übergewicht. Natürlich können Sie auch Aktivkohle aus der Apotheke verwenden. Die Dauer der Reinigung: zwölf Tage. Die ersten drei Tage 5 Tabletten nach dem

Frühstück; die nächsten neun Tage 3 Tabletten nach dem Abendessen. Diese Behandlung sollte einmal alle drei Monate erfolgen.
Aktivkohle sollte man nur nach dem Essen zu sich nehmen! Außerdem sollte man wissen, dass ihre Einnahme zu Verstopfung führen
kann. Achten sie deshalb darauf, dass vorher eine Darmreinigung
gemacht wird. Bei Gefahr der Verstopfung nach Abschluss der
Aktivkohlebehandlung ist es wünschenswert, Lebensmittel in den
Diätplan aufzunehmen, die den Darm unterstützen, wie Pflaumen,
gekochte Rüben und andere.

Generell sollten wir, was das Herz betrifft, darauf achten, für-
sorglich damit umzugehen. Daher sollten Sie wissen, was in unserem alltäglichen Leben schädlich für das Herz ist und was es stärkt.
All dies nenne ich sekundäre Faktoren.

Den Hauptfaktor von Herz-Kreislauf-Erkrankungen sehe ich in
Erregern dieser Krankheiten, wovon der wichtigste der einzellige
Parasit Trichomonade ist. Die weiteren für das Herz bedrohlichen
Faktoren sind emotionaler Stress und körperliche Anstrengung;
Missbrauch von Kaffee und eine ungesunde Ernährung, die zur
Entstehung von Übergewicht und Adipositas führt; schlechte
Gewohnheiten wie Rauchen, Alkoholismus, Drogenmissbrauch
und Promiskuität; konstanter Schlafmangel und Verzicht auf
Entspannung an Wochenenden und im wohlverdienten Urlaub.

Zu den das Herz begünstigenden Faktoren dagegen zählen ein
geregelter Tagesablauf, der gemäßigte sportliche Betätigung und
eventuell einen Mittagsschlaf enthält, spezielle Gymnastikübungen,
leichter Lauf oder sportliche Spiele. Außerdem: das Aufhalten an
der frischen Luft wenigstens am Wochenende und im Urlaub; das
Ausschließen von emotionalem Stress und körperlicher Überlastung; abendliche Spaziergänge usw.

Sehr wichtig, um das Herz und den ganzen Körper zu stärken,
ist die ausreichende Versorgung des Organismus mit natürlichen

Vitaminen und Spurenelementen. Unter ihnen sind beispielsweise: Jod, das eine bakterizide Wirkung und einen Einfluss auf den Stoffwechsel hat; Magnesium, welches das Nervensystem beruhigt und die Wände der Blutgefäße stärkt; Kalium, das das Herz stärkt und die Entfernung von überschüssiger Flüssigkeit aus dem Körper fördert. Und da wir in der Regel zu viel Salz oder Speisen zu uns nehmen, die Natrium enthalten, sollten Menschen mit Herzschwäche seinem „Antagonisten" Kalium, das in unserer Nahrung meistens in zu geringen Mengen vorhanden ist, besondere Beachtung schenken.

Das Spurenelement Kalium unterstützt das Herz dabei, rhythmisch und reibungslos zu schlagen. Kaliumionen wirken regulierend bei Erregbarkeit des Herzmuskels, verlangsamen den Herzrhythmus. Bei gesunden Menschen entspricht die Herzfrequenz der Frequenz des Pulses mit 60 bis 80 Schlägen pro Minute. Kalium ist an der Weiterleitung von Nervenimpulsen zu den Muskeln beteiligt, reguliert den Wasser-Salz-Stoffwechsel im Körper und normalisiert den Kohlenhydrat- und Fettstoffwechsel. Zur Erhaltung und Stärkung des Herzens muss es in genügender Menge im Körper vorhanden sein. Die optimale Norm für einen Erwachsenen ist etwa 3 bis 4 g Kalium pro Tag.

Die wichtigsten Quellen für Kalium sind: Aprikosen (auch getrocknet), Bohnen, Soja, Seetang, Pflaumen, Rosinen, Honig, Erbsen, frische Kartoffeln (mit Schale). In ausreichenden Mengen ist Kalium auch enthalten in Johannisbeeren, Kirschen, Trauben, Granatäpfeln, Äpfeln, Bananen, Honigmelone, Weizenkeimen, Tomaten, Gurkensaft, Rote Bete, Radieschen, Erbsen, Petersilie, Sellerie, Schnittlauch, Sahne, Rindfleisch, Tintenfischfilet, Hecht und Meeresfische wie Kabeljau, Seehecht oder Makrele.

Beim Kochen verändert sich Kalium so gut wie gar nicht, aber ein erheblicher Teil davon kann ins Kochwasser entweichen. Deshalb sollte Obst und Gemüse möglichst schonend gegart oder gedämpft werden, Gemüse in der Schale gekocht und nach dem Kochen gleich aus dem Wasser genommen werden, wenn es nicht für die Speise verwendet wird. Gut wäre es, das Kochwasser zum Beispiel für die Zubereitung von Soßen zu verwenden. Kalium wird bei Verwendung stark salzhaltiger Lebensmittel und durch Verwendung von harntreibenden Kräutern oder Medikamenten sowie durch häufiges Erbrechen und Durchfall, als deren Ergebnis eine Austrocknung des Körpers auftritt, aus dem Körper geschwemmt.

Es wurde festgestellt, dass bei Kaliummangel folgende gesundheitliche Störungen auftreten können: Apathie, Muskelschwäche, Lethargie, Benommenheit, Appetitlosigkeit, langsamer Puls, Herzrhythmusstörungen, Blutdruckabfall. Umgekehrt treten bei einem Überschuss an Kalium auf: Blässe, Nervosität, Herzrhythmusstörungen, häufiges Wasserlassen. Letzteres deutet auf eine Störung der Tätigkeit der Nebennierenrinde hin.

Säure-Basen-Balance des Körpers

In der tibetischen Medizin gibt es den Begriff Krankheit nicht. Man ist der Überzeugung, dass der ganze Körper – der als Einheit gesehen wird – erkrankt. Jede Krankheit tritt vor dem Hintergrund einer Störung des Säure-Basen-Gleichgewichts im Blut auf, das heißt eines Verstoßes gegen das wichtigste Gesetz der biologischen Steuerung des Körpers. Um das Gleichgewicht im Körper wiederherzustellen, haben tibetische Weise eine Aufstellung von Kräutern nach dem Prinzip von Yin-Yang zusammengestellt, von denen nur fünf in unserer Region anwendbar sind (die richtige tibetische Mischung umfasst etwa 37 Arten von Gräsern).

Fünf-Kräuter-Mischung

- Johanniskraut (Kraut) – 100 g
- Kamille (Blüten) – 100 g
- Wilde Erdbeere (Blätter) – 100 g
- Birkenknospen – 100 g
- Sand-Strohblume (Blüten) – 100 g

Zubereitung: 2 EL der Kräutermischung mit 400 ml kochendem Wasser aufgießen und in einer Thermoskanne über Nacht ziehen lassen. Dann durchseihen. Verwendung: bei Übergewicht, schlechtem Gedächtnis geben Sie 1 TL Blütenhonig oder 20 g getrocknete Aprikosen hinzu. Nehmen Sie morgens anstelle des Frühstücks 200 ml davon. Bei Herz-Kreislauf-Erkrankungen, Bluthochdruck, Nierenentzündung, Gallenblasenentzündung und anderen chronischen Krankheiten werden 100 ml des Kräutergetränks zweimal am Tag 20 Minuten vor dem Essen getrunken.

Ärzte der Zukunft

Trotz großer technischer Fortschritte im 20. und 21. Jahrhundert, der vielfältigen Möglichkeiten, der revolutionären Verbesserungen in der Mikroskopie, übersehen die Forscher in der Medizin die einzellige Trichomonade, den Erreger vieler Krankheiten.

Übrigens, wenn man in der „Medizinischen Enzyklopädie" das Foto eines an Ischämie gestorbenen Patienten ansieht, kann man erkennen, dass dieses wichtigste Organ dort nicht die typische satte rote Farbe hat, sondern hauptsächlich gelblich-weiß erscheint. Die Verursacher dieser Farbveränderung sind Trichomonaden. Sie haben die Arterien dort dermaßen stark befallen, haben durch Freisetzung eines Enzyms eine solch intensive Bildung von Bindegewebe provoziert, dass sich das Herz dieses unglücklichen Menschen praktisch in eine ungeordnete Masse aus weißen Trichomonaden, ebensolchem farblosen Bindegewebe und blutleeren Herzzellen verwandelte. Mit anderen Worten, die Erkrankung an Ischämie ist zu Beginn nichts anderes als die Bildung sklerotischer Plaques in den Herzarterien und die Entstehung von kleinen Trichomonadenverkapselungen, die mit der Zeit immer größer werden. Danach erscheinen Thromben und blockieren die Blutgefäße. Als Ergebnis ist das Herz nicht mehr in der Lage, seine wichtigste Funktion zu erfüllen, und der Mensch stirbt, wenn er nicht schon vorher an Herzruptur oder an einer Hirnblutung hinscheidet.

Dabei lassen statistische Daten aufhorchen, wonach die Ischämie eine immer größere Verbreitung findet. Sie befällt die für die Gesellschaft wertvollsten Altersgruppen, und das hat die Ischämie zu einem großen sozialen und medizinischen Problem unserer Zeit gemacht. Gerade deshalb ist es so wichtig, dass die wissenschaftliche Medizin Klarheit über die Entstehungsursache dieser Krankheit und anderer Herz- und Gefäßkrankheiten schafft, denn die Anerkennung der parasitären Natur von Krebs, Arteriosklerose, Thrombose, Ischämie und anderen unheilbaren Krankheiten, deren wichtigster Erreger die Trichomonade ist, wird es ermöglichen, dass man ihnen von Geburt an vorbeugt. Mit anderen Worten, wenn man die Menschen – in diesem Falle die werdenden Eltern – von Trichomonaden befreit, wird die Basis für die Entstehung dieser Krankheiten vernichtet. Und nur gesunde Eltern, deren Organismus weitgehend frei von Parasiten und Infekten ist, können gesunde Kinder bekommen.

Leider ist es noch ein weiter Weg bis dahin. Noch sind wir mehr oder weniger auf uns selbst – und auf alternative Behandlungsmethoden – angewiesen, wenn eine dieser als unheilbar geltenden Krankheiten uns befällt. Natürlich sieht der Idealfall so aus, dass der Patient auch in diesem Fall einen Arzt findet, der nicht nur seine Organe beziehungsweise Symptome behandelt, sondern bestrebt ist, ganzheitlich zu heilen. Das habe ich wiederholt in meinen Büchern empfohlen. Doch ich werde immer wieder von Betroffenen angerufen, die mir klagen, sie würden keinen solchen Arzt finden. Offensichtlich ist das der Arzt der Zukunft. Er muss Kenntnisse in vielen Fachgebieten besitzen, nicht nur im engen Bereich der Herzkrankheiten, und sowohl schulmedizinische als auch komplementäre Behandlungsmethoden beherrschen. Auch bei der Diagnose wird er die Unterstützung von Laboren brauchen, die über entsprechende Kenntnisse verfügen, um das volle Krankheitsbild des Organismus zu erkennen und nicht nur das eines Organs. Das ist sehr wichtig, denn nur eine richtige und vollständige Diagnose ermöglicht eine effektive Behandlung und letztlich eine Heilung.

Nun ist das „heißeste" Buch meiner ersten Trilogie beendet. Es enthält Texte, die sich unsere großen Zeitungen schlicht nicht getraut haben zu veröffentlichen. Dieses Buch zu schreiben, indem ich bis zu einem gewissen Grad die Interna der Medizin schildere, bedeutet ein großes Risiko für mich. Doch einen anderen Ausweg gibt es nicht.

Schon seit über zehn Jahren träume ich von einer Zusammenarbeit mit den Vertretern der offiziellen Medizin. Diese aber ignorieren meine Entdeckungen, welche die Welt schon seit Jahrhunderten erwartet. Deshalb schreibe ich darüber. Ich tue es nicht, um einen Skandal auszulösen oder mich unbeliebt zu machen, sondern nur dafür, um die allgemeine Aufmerksamkeit darauf zu richten, dass es an der Zeit ist, sich ernsthaft mit der Gesundheit des Menschen zu befassen. Man kann die durchgängige Infizierung der Bevölkerung mit Mikroben, die unheilbare Krankheiten verursachen, nicht mehr ignorieren. Wer kann denn garantieren, dass dieser Kelch an den Familien derer vorbeizieht, von denen die positiven Veränderungen in der Medizin abhängig sind?

Deshalb möchte ich hoffen, dass bis zu der Zeit, wenn diese Probleme auf höherem Niveau gelöst werden, jeder von uns, bewaffnet mit neuen Erkenntnissen, selbst dazu fähig sein wird, seinen eigenen Pfad zur Gesundheit zu bahnen. Wenn aber diese neuen Trampelpfade zu einem großen, breiten Weg zusammenfließen, wird der Medizin nichts anderes übrig bleiben, als sich der Volksbewegung anzuschließen.

In dieser Hoffnung erwarten wir ein baldiges Eintreffen dieser Entwicklung auf Gottes Wegen!

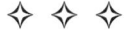

Glossar

Adenosintriphosphat: Nukleotid, Baustein der Nukleinsäure RNA.

Äthiologie: Lehre über die Entstehung von Krankheiten.

Agame Vermehrung: asexuelle, geschlechtslose Vermehrung.

Agar-Agar: pflanzliches Binde- und Geliermittel.

Akanthozyten: pathologische Form der Erythrozyten, auch „Stachelzellen" genannt.

Anämie: Blutarmut.

Anaerob: Existenz ohne Sauerstoff.

Arrhythmie: Herzrhythmusstörung.

Arteriosklerose: mit Ablagerungen in den Blutgefäßwänden einhergehende Erkrankung; landläufig auch als Arterienverkalkung bekannt.

Cocarboxylase: Thiaminpyrophosphat, ein Vitamin B1-Derivat.

Echinozyt: Formvariante des Erythrozyten, der eine sogenannte Stechapfelform mit zackig nach außen vorstehenden Zytoplasmaausläufern besitzt.

Embolie: Verschluss eines Gefäßes (vollständig oder teilweise) durch einen losgerissenen Thrombus.

Eosinophile Granulozyten: spezielle weiße Blutkörperchen (Leukozyten), die für die Immunabwehr wichtig sind.

Eosinophilie: Sonderform der Leukozytose; mit einer erhöhten Anzahl von eosinophilen Granulozyten im Blut verbunden; eosinophile Granulozyten helfen bei der Abwehr von Krankheitserregern.

Erythrozyt: rotes Blutkörperchen.

Freie Radikale: aggressive Moleküle, die eine Kettenreaktion im Organismus auslösen können; durch sie werden Zellstrukturen sowie wichtige Inhaltsstoffe in ihrer Funktion gestört und entstehen für den Körper schädliche Substanzen; freie Radikale werden unter anderem vermehrt bei Stress, Krankheiten, durch UV- oder Röntgenstrahlung und Zigarettenrauch freigesetzt; sie sind an der Entstehung von Krebs, Arteriosklerose und weiteren lebensbedrohlichen Krankheiten maßgeblich beteiligt.

Hämatologie: Lehre vom Blut und seiner Blut bildenden Organe sowie deren Krankheiten.

Hämodynamik: Lehre von den physikalischen Grundlagen der Blutbewegung.

Imedis-Methode: beruht auf der Bioresonanzdiagnostik und -therapie, die darauf gründet, dass Lebewesen Quellen elektromagnetischer Wellen sind; „harmonische" Wellen deuten demnach auf einen gesunden Organismus hin – Krankheiten führen dagegen zu disharmonischen Schwingungen; die Messungen erfolgen mit dem in Russland entwickelten Diagnose- und Therapiegerät „IMEDIS".

Immunofluoreszenz: Nachweismethode für Parasiten.

Infektion: Ansteckung mit Krankheitserregern.

Inkubationszeit: Zeit, die zwischen der Ansteckung mit einem Krankheitserreger und dem Auftreten der ersten Krankheitssymptome vergeht.

Insult: Schlaganfall, Hirninfarkt.

Invasivität: Fähigkeit eines Erregers zur Invasion.

Ischämie: Minderdurchblutung oder einer vollständig ausgefallene Durchblutung eines Gewebegebietes.

Kardiologie: Lehre über das Herz-Kreislauf-System und seine Erkrankungen.

Kollateralweg: Umgehungskreislauf.

Leukozyten: kernhaltige Zellen des menschlichen Bluts, die keinen Blutfarbstoff (Hämoglobin) tragen – auch weiße Blutkörperchen genannt.

Leukozytose: vermehrte Bildung von Leukozyten im Blut; Leukozyten spielen eine wichtige Rolle bei der Abwehr von Krankheitserregern.

Makrophagen: Fresszellen, Zellen mesenchymaler Natur.

Metastasieren: wandern.

Mikroben: siehe Mikroorganismen.

Mikroorganismen: auch Mikroben genannt; mikroskopisch kleine Organismen wie Bakterien, viele Pilze, Protozoen und Viren.

mmHg: Abkürzung für „Millimeter Quecksilbersäule"; Maßeinheit für den Blutdruck.

Ödeme: Wassersucht; Einlagerung von Flüssigkeit im Gewebe.

Onkologie: Zweig der Medizin, in dem es um die Vor- und Nachsorge, die Diagnose und Behandlung von Krebs geht.

Pagozytieren: aufnehmen, verschlingen, fressen.

Persistenz: das Bestehenbleiben eines Zustands über längere Zeit.

pH-Wert: Maßeinheit für die saure oder basische Wirkung einer Lösung (pH-Wert kleiner als 7 = sauer; gleich 7 = neutral; größer als 7 = basisch/alkalisch).

Poikilozytose: pathologische Formveränderungen der roten Blutkörperchen.

Protozoen: einzellige Kleinstlebewesen; auch Urtierchen genannt; zu ihnen gehören Geißeltierchen wie Lamblien und Trichomonaden.

Redoxreaktion: chemische Reaktion, bei der ein Reaktionspartner Elektronen auf den anderen überträgt.

Ribosomen: kleine Partikel im Cytoplasma oder in Mitochondrien, an denen Eiweiß (Protein) hergestellt wird.

Saprophyten: Organismen, die sich ausschließlich von toten, organischen Stoffen ernähren.

Sepsis: Blutvergiftung.

Toxine: Gifte.

Urologie: Teilgebiet der Medizin, das sich mit der Funktion und den Erkrankungen der Harnorgane befasst.

Wirt: Organismus, auf oder in dem ein Schmarotzer (Parasit oder Krankheitserreger) lebt; der Wirt wird durch seine „Mieter" mehr oder weniger stark geschädigt.

Abkürzungen:

AMN: Akademie der medizinischen Wissenschaften.

RAN-Klinik: Krankenhaus der Russischen Akademie der Wissenschaften.

WKNZ: Wissenschaftlichen Allunionszentrums für Kardiologie.

ZKWI: Zentrales Forschungsinstitut für Haut- und Geschlechtskrankheiten.